귀 마사지 건강 스위치

귀 마사지 건강 스위치

김영숙 저자

담아 Books

들어가며

인간이 건강에 대해 관심을 갖는 것은 동서고금을 막론하고 생명이 다하는 날까지 최대의 관심사일 것이다. 문명의 이기가 더해질수록 인간은 자연 친화적이며 자연의 이치에 맞는 생활방식을 취하는 것이 가장 지혜로운 삶의 방식이라 할 수 있다. 그러나 현대인의 바쁜 일정은 과도한 노동과 무한 경쟁사회로 몸을 혹사시키고 스트레스를 견디지 못해 무방비로 질병에 노출되게 한다. 이러한 마음의 병은 정신 건강뿐만 아니라 면역력 저하를 일으켜 심신을 병약하게 하여 돌이킬 수 없는 깊은 병에 빠져들게 한다. 이렇게 시작된 병은 치료하기도 힘들 뿐만 아니라 치료 기간도 길어지고 치료 비용 또한 큰 부담이 되어 스트레스를 가중시킬 수 있다. 그러므로 질병이 발생하기 전에 마음을 다스리고 자연의 이치에 맞게 생활하는 것만이 질병을 예방하는 최선의 방법이라 할 것이다. 이미 발생한 질병 또한 약물이나 외과적 수술에 전적으로 의존하기보다는 인간 스스로 자연 치유될 수 있는 면역 기능을 높여주는 것이 중요하다.

올바른 섭생, 바른 자세, 적당한 운동은 신체의 면역력을 높이는 데 큰 역할을 할 것이다. 여기에 자연의 원리를 이용한 자연치유법인 이혈건강법을 생활화하면 많은 위험과 공해에 노출되어 있는 현대사회에서 자신의 의지와 상관없이 발생되는 질병도 극복해 나갈 수 있을 것이다.

이혈건강법은 면역력을 길러주고 수술과 약물치료 과정에서 나타나는 부작용을 최소화시켜 주며, 자연치유력을 높여 예상외로 빠르고 안전하게 치유되는 효과를 경험할 수 있을 것이다. 우리 몸의 면역력을 높여 질병을 예방하는 최선의 방법으로 자연 친화적인 이혈건강법이 그 해결책의 열쇠가 될 것이라 믿기에 본인은 이혈건강법을 널리 알리고자 누구나 쉽게 배워 사용하기 편리한 이혈건강법을 이 책에 알기 쉽게 설명해 놓았다.

이 책은 분도법을 통한 혈자리 찾는 법과 그 혈의효능과 사용처를 설명해 놓았다. 부록에는 누구나 쉽게 건강 증진에 사용할 수 있는 귀마사지법을 수록해 두었다. 이혈을 처음 배우는 사람에게 인체 해부 부위에 해낭하는 귀의 부분을 15개의 구역으로 나누어 각 부분별 이혈 도표를 사용하여 이해하기 쉽게 하였고, 각 혈에 해당하는 인체 그림을 삽입해 놓아 이혈과 인체의 연결성을 한눈에 알아볼 수 있도록 하였다. 각 부분별로 혈점을 찾는 데 분도법을 명확히 함으로써 혈자리를 찾기 쉽게 하였으므로 이혈을 처음 배우는 초보자에게 안내자 역할을 충분히 해낼 것이라 생각한다.

아무쪼록 이혈을 처음 접하는 초보자들이 이 책을 통하여 보다 쉽고 정확하게 배우는 데 훌륭한 지침서가 되기를 바라며 많은 사람이 건강한 삶을 누릴 수 있기를 바란다.

김영숙 저자

목차

제3장. 증상별 첩압점 가이드 : 귀에 있는 우리 몸 진단서

제4장. 귀와 전신 신경계의 비밀지도 : 이혈 분포의 완성

부록 - 스페셜 가이드

제1장

귀, 내 몸의 모든것을 보여주는 지도

귀 내 몸의 모든 것을 보여 주는 지도

Ⅰ. 이혈건강법(耳穴健康法)이란?

귀는 인체를 투영하는 반사기관으로, 창조주가 인간에게 선물한 최고의 조형물이라 할 수 있다. 귀는 인체의 머리끝에서 발끝까지를 그대로 축소시켜 놓은 곳으로, 인체에 질병이나 문제가 발생했을 때 바로 귀에 반응이 나타난다.

이러한 반응이란 귀 안에 혈관이나 주름, 부스럼, 여드름, 점 등이 생기거나 두께나 형태의 변화, 색깔의 변화 등 나타나는반응은 수없이 많다. 몸의 상태가 달라지면 귀에 나타나는 반응도 달라진다. 즉, 귀에 나타나는 반응을 보고 몸의 상태를 관찰할 수 있는 것이 '귀의 반사작용'이며, 이를 응용한 학문 및 치유 요법이 바로 '이혈건강법'이다.

귀의 혈점(이혈)은 귀에 흐르는 신경계, 림프, 혈관을 타고 몸으로 통하는데, 이혈을 마사지해 주거나 관리해 줌으로써 질병의 예방 및 치유에 큰 효과를 볼 수 있다. 그 외에도 생활 습관, 성격, 심리 상태 등을 유추해 이를 응용하여 우리 몸이 자연 치유되도록 하는 것이 이혈건강법이다. 약물을 사용하지 않고 귀의 혈자리에 침을 쓰거나 세라믹볼을 첩압하거나 귀를 마사지하는 등의 방법으로 우리 몸의 면역력을 길러 질병을 예방하고 자연 치유할 수 있는 아주 쉽고 편리한 건강 증진 요법이 이혈건강법이다.

Ⅱ. 이혈(耳穴)의 역사

■ 중국

중국의 가장 오래된 저서인 「황제내경」을 비롯한 기타 의학저서에서도 옛부터 귀를 이용한 여러 가지 진단이나 치료를 해 온 기록이 전해오고 있다.

■ 서양

서양에서도 명의 히포크라테스(Hippocrates)가 귀를 보고 편리하게 병을 치료하고 있었다고 하는 기록도 전해오고 있다.
7세기 이후 포르투갈, 이탈리아, 스페인, 프랑스 등에서 치아의 치통 치료라든지 요통 등의 치료를, 귀를 이용해 행하여졌는데 특히 귀의 일부를 인두 같은 것으로 구워 치료하는 행위가 빈번하게 이루어지고 있었던 것 같다. 16세기에 '봇슈'라고 하는 화가의 「열락의 원」에는 귀에 바늘이 찔려 있는 그림이 그려져 있는데 이것 또한 귀를 이용한 치료가 그 당시에 널리 사용되고 있음을 짐작하게 해준다.

현재와 같이 귀의 혈위도가 정리된 것은 1950년 이후 이혈의 선구자인 프랑스 의학박사 '쏠·노지애(P.NOGIER)'에 의해 체계화되었다. 1961년 노지애 박사는 처음으로 귀의 윤곽 모양이 배태가 거꾸로 된 그림자와 같다는 이혈도를 발표하여 이혈을 체계화시키는 데 커다란 공헌을 하였다.

■ 현재

1970년대 이후 독일과 미국, 일본, 소련, 중국, 한국, 대만, 북한 등 세계 각국에서 연구·발전되어 왔는데 그 후 이침(耳針)은 WHO에서 이미 하나의 형태로 인정되면서 WHO에서는 표준화 방안 작성을 중국에 의뢰해 1987년도에 혈(穴)자리 수가 87개로 표준화되어 쓰고 있으며 현재에는 이침이 이혈건강법 등으로 변형·발전되어 동·서양 여러 나라에서 사용되고 있다.

Ⅲ. 이혈(耳穴)의 장점

1. 배우기 쉽고 부작용이 거의 없다

이혈은 배우기 쉽고 부작용이 거의 없으며, 단기간에 습득하여 봉사 활동에도 바로 사용할 수 있다. 한번 배워두면 평생 사용할 수 있어 경제적이다.

2. 거부감이 없고 편리하다

발 마사지 같은 경우 발을 만지거나 눌러봐야 병증을 알 수 있어 거부감을 느낄 수 있지만, 이혈은 귀를 눈으로 보기만 해도 병증을 알 수 있다. 또한 신체 접촉이 거의 없이 귀를 통해서만 치유하므로 부담감이 없고 언제 어디서든 시도해 볼 수 있다.

3. 자연치유 요법이다

어떠한 약물도 쓰지 않고 귀에 자극을 주는 것만으로도 자연치유가 된다. 특히 이혈 치유를 받으면 장부의 균형 및 호르몬의 균형이 바로잡혀 몸이 건강해질 뿐만 아니라, 질병에 대한 면역력이 증가되어 생활의 활력소가 된다.

4. 질병 예방에 효과적이다

귀를 보면 과거와 현재의 병증을 알 수 있으며, 이것을 토대로 미래에 올 수 있는 병증을 유추하여 충분히 예방할 수 있는 장점이 있다.

5. 효과가 빠르다

어떤 자극을 주었을 때 인체의 기관이 머리에 가까울수록 대뇌에 전달하는 속도와 반응이 매우 빠르게 나타난다. 따라서 귀의 자극은 신경 조직과 혈관·림프 조직의 계통을 따라 대뇌에 전달되는데, 귀는 뇌와 가장 가깝다는 점에서 치유 효과가 빠르게 나타난다.

Ⅳ. 귀의 해부 구조

귀는 인체의 청각과 평형 감각을 담당하는 기관으로, 외부에서부터 외이, 중이, 내이로 구성된다.

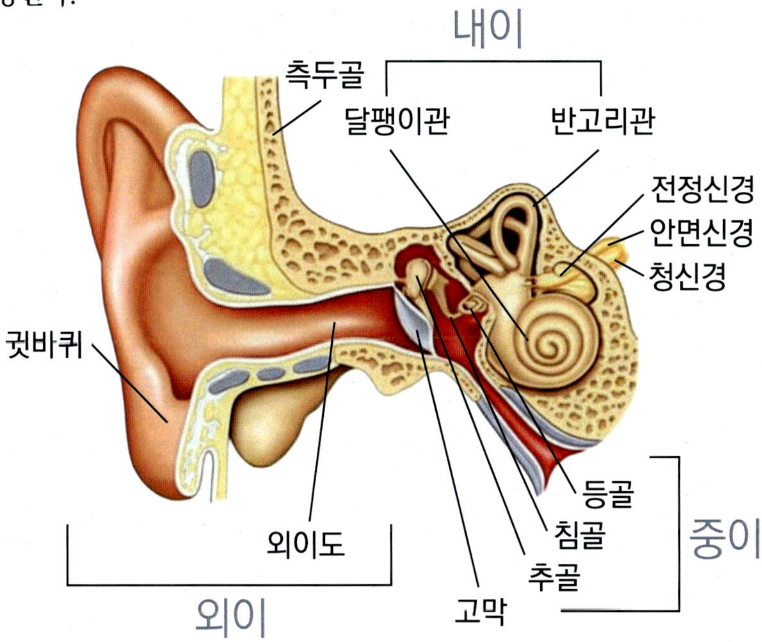

1. 외이(External ear)의 기능

외이는 귀를 세 부분으로 나눌 때 가장 바깥쪽에 위치한 부분으로, 귓바퀴와 외이도를 포함한다. 귓바퀴는 연골로 구성되어 있으며 소리를 모으는 기능을 한다. 외이도는 귓바퀴에서 고막까지 이르는 길로, 이물질이 침입하는 것을 막고 소리를 모아주는 역할을 한다.

2. 중이(Middle ear)의 기능

중이는 고막과 달팽이관 사이의 공간을 말하며, 고막의 진동을 달팽이관까지 전달해 준다.

3. 내이(Inner ear)의 기능

내이는 소리를 직접 느낄 수 있는 곳으로, 귀의 가장 안쪽에 있다. 중이에서 전달된 소리를 들을 수 있게 하는 달팽이관과 우리 몸의 평형 감각을 유지하게 해주는 전정기관 및 세 개의 반고리관으로 이루어져 있다.

V. 이혈표준혈위도

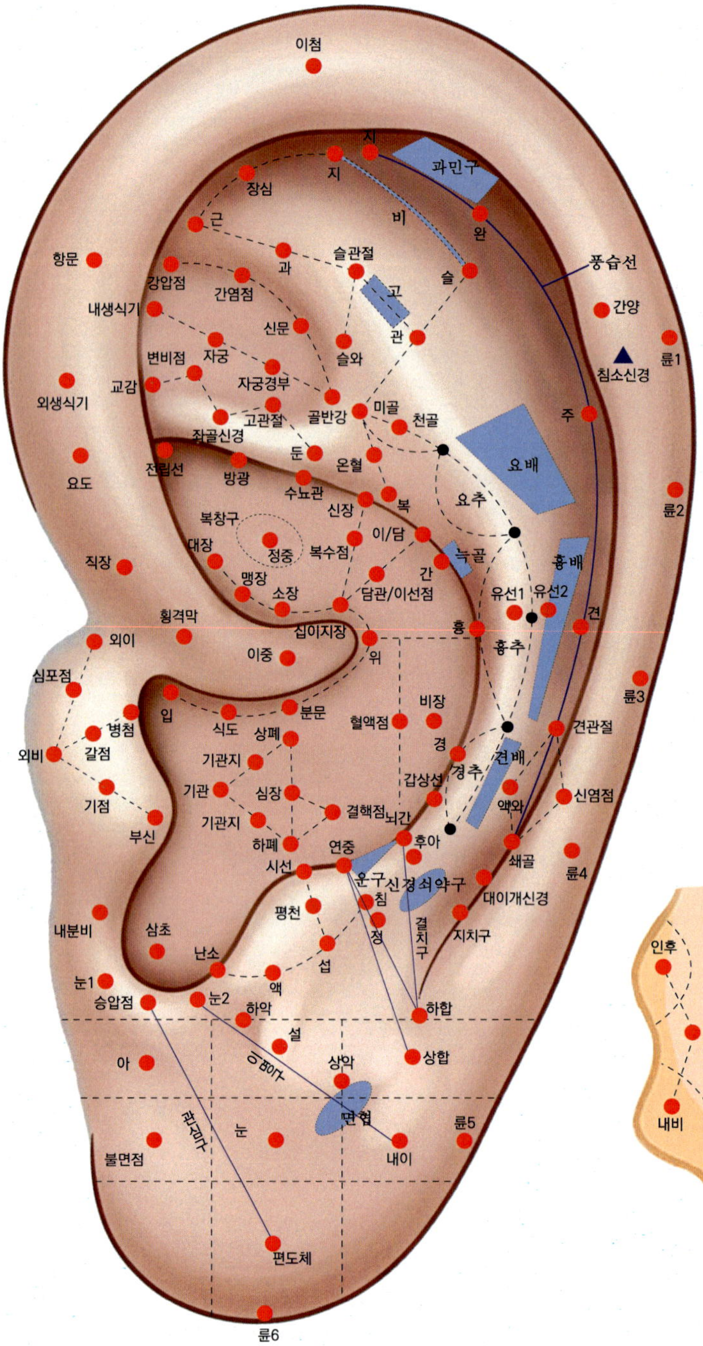
이첨
지
지
과민구
장심
근
비
완
항문
과
슬관절
풍습선
강압점
간염점
고
슬
간양
내생식기
신문
관
륜1
변비점
자궁
슬와
침소신경
외생식기
교감
자궁경부
미골
주
고관절
골반강
천골
좌골신경
둔
온혈
요배
요도
전립선
방광
수뇨관
륜2
복
요추
신장
복창구
이/담
대장
정중
복수점
늑골
흉배
직장
간
맹장
유선1
유선2
소장
담관/이선점
견
횡격막
십이지장
흉
외이
이중
흉추
위
심포점
륜3
비장
입
분문
혈액점
견관절
식도
상폐
병첨
외비
갈점
경
기관지
견배
경추
갑상선
신염점
기관
심장
액와
기점
결핵점
뇌간
기관지
부신
후아
하폐
연중
쇄골
륜4
시선
운구
신경쇠약구
침
대이개신경
평천
결치구
지치구
내분비
삼초
정
섭
난소
눈1
액
승압점
눈2
하악
하합
설
상악
상합
아
면협
눈
륜5
불면점
내이
편도체
륜6

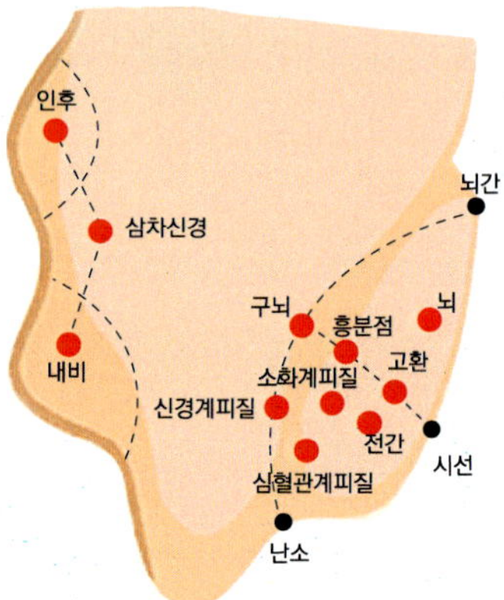
인후
삼차신경
뇌간
구뇌
흥분점
뇌
내비
소화계피질
고환
신경계피질
전간
시선
심혈관계피질
난소

귀의 부분별 해부명칭

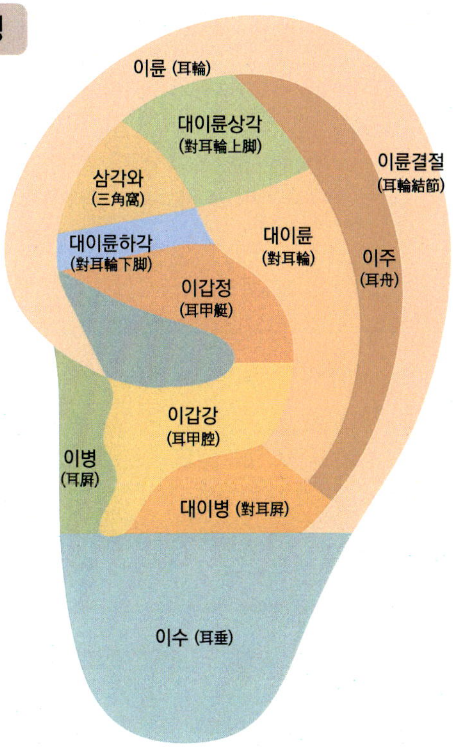

귀의 부분별 귀마사지 해부명칭

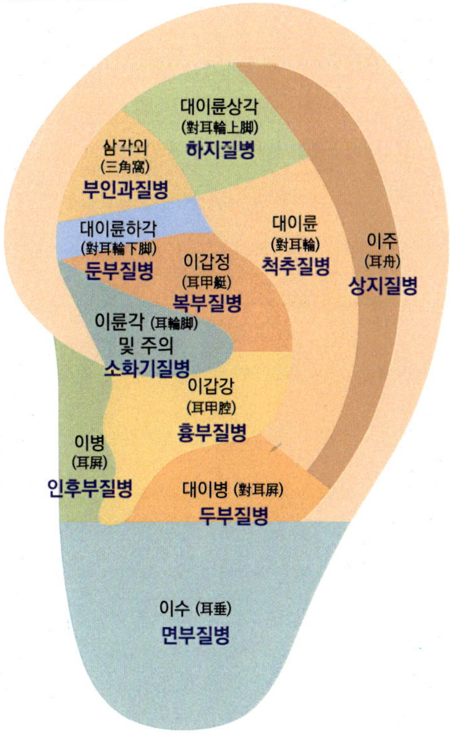

Ⅵ. 귀와 인체와의 관계

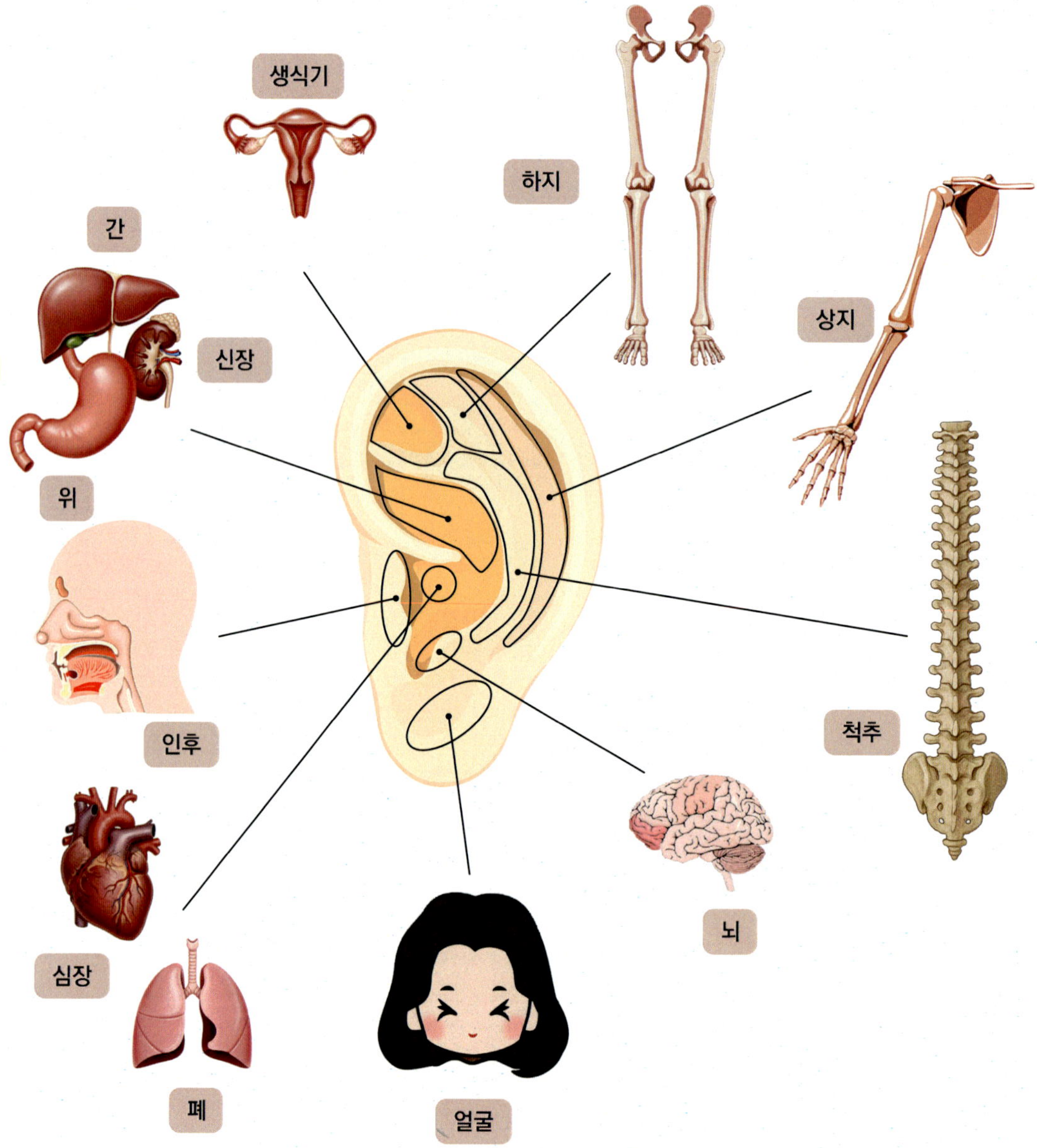

Ⅶ. 이혈치유의 원리

이혈(耳穴)치유는 인체의 기관 중 우리 몸에서 일어나는 모든 활동을 지시하고 감시하며 조절하는 뇌와 가장 가까운 귀를 이용한 질병치유법으로, 귀 윤곽의 혈자리를 여러 가지 방법으로 자극하여 고급 중추신경계인 뇌와 그 뇌에 연결된 중추신경계와 말초신경계의 상관관계를 이용한 자연치유 건강법이다.

귀 윤곽의 혈자리 자극은 인체의 감각, 지각, 운동, 생명 유지 등을 관장하는 뇌의 모든 영역에 영향을 미치는데, 특히 뇌 하부에 매달려있는 뇌하수체와 뇌하수체 상부에 있는 시상하부 등의 자극은 내분비기관에 작용하는 호르몬 분비 및 신경세포에서 신경을 타고 내려온 신경분비물들을 활성화시켜 준다.

인체에 균형 있는 호르몬 분비는 각 장기에 영향을 미쳐 면역력이나 몸의 항상성이 유지되도록 하여줌으로 인체가 질병에 노출되지 않도록 하여주고, 이미 발생한 질병 또한 자연치유되도록 하여준다.

Ⅷ. 이혈 반사도

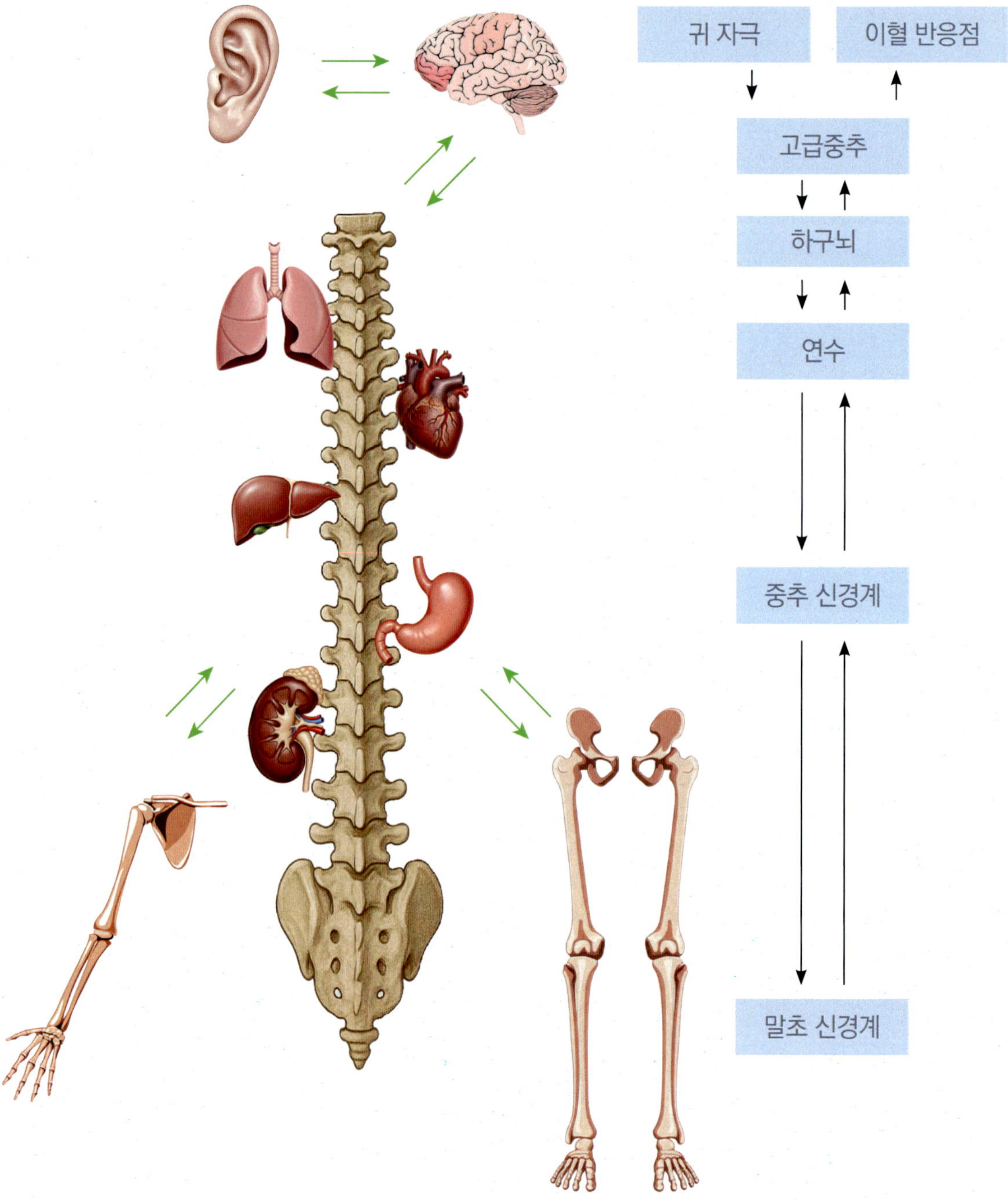

Ⅸ. 귀 윤곽의 신경

신경계는 중추신경계와 말초신경계의 두 부분으로 나뉜다. 중추신경계는 뇌와 척수로, 말초신경계는 뇌신경과 척수신경으로 이루어진다. 자율신경계는 별도의 기능적 범주로 분류되는데, 중추신경계와 말초신경계의 일부로 구성된다.

말초신경계는 중추신경계 외의 모든 외부 신경 조직을 포함하며, 중추신경계와 신체 내부 사이를 연결하는 역할을 한다. 말초신경계는 정보를 중추신경계로 전달하는 감각 요소와 말초 조직으로 명령을 전달하는 운동 요소로 나뉜다.

귀 윤곽에는 중추신경계에 정보를 전달해 주는 여러 종류의 말초신경계가 직·간접적으로 흐른다. 여기에는 12가지의 뇌신경과 척수신경의 일부가 포함된다. 뇌신경으로는 미주신경, 삼차신경, 설인신경, 안면신경혼합지가 흐르며, 척수신경은 경신경 가지인 대이개신경과 침소신경이 흐르고 있다. 또한, 자율신경계인 교감신경과 부교감신경 역시 풍부하게 분포되어 있다.

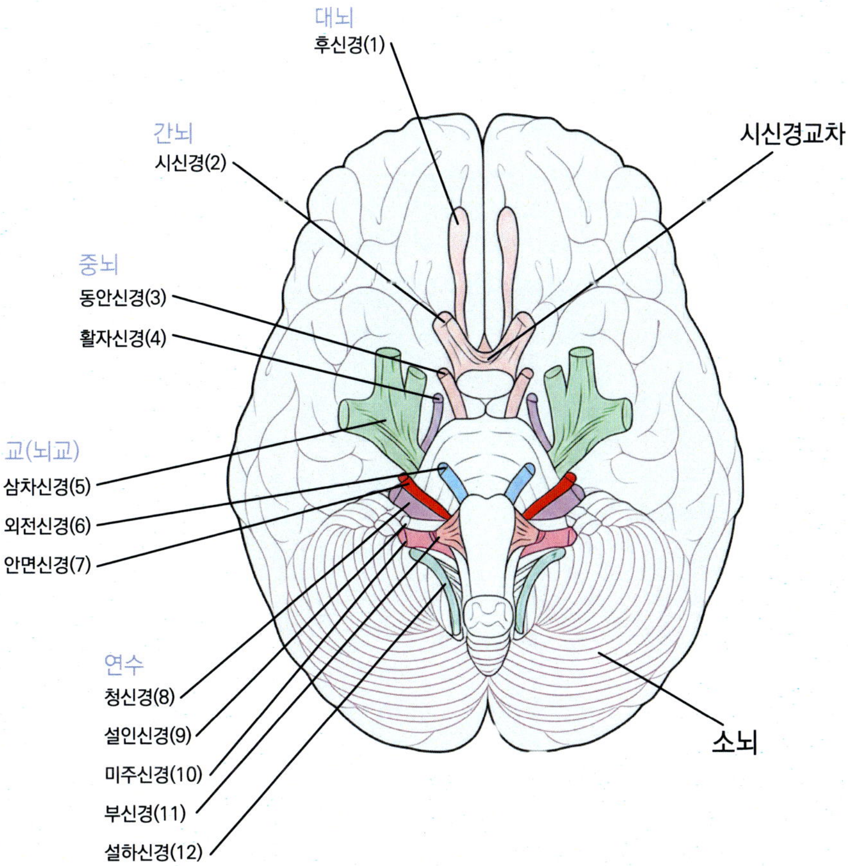

귀의 부분별 해부 부위에 흐르는 신경

명칭	신경종류
이수(耳垂)	대이개신경(大耳介新神經), 삼차신경(三叉神經)
대이병(對耳餅)	대이개신경(大耳介神經), 미주신경(迷走神經), 안면신경혼합지(顔面神經混合支)
이병(耳餅)	삼차신경(三叉神經)
이륜각(耳輪脚)	삼차신경(三叉神經), 미주신경(迷走神經), 설인신경(舌咽新經), 안면신경혼합지(顔面神經混合支)
이륜각(耳輪脚) 주위	삼차신경(三叉神經), 설인신경(舌咽新經), 미주신경(迷走神經)
이갑정(耳甲艇)	미주신경(迷走神經), 설인신경(舌咽新經), 안면신경혼합지(顔面神經混合支)
대이륜상각(對耳輪上脚)	침소신경(枕小神經), 대이개신경(大耳介新神經)
대이륜하각(對耳輪下脚)	삼차신경(三叉神經), 대이개신경(大耳介新神經), 미주신경(迷走神經), 설인신경(舌咽新經), 안면신경혼합지(顔面神經混合支)
이주(耳舟)	대이개신경(大耳介新神經), 침소신경(枕小神經)
이갑강(耳甲腔)	설인신경(舌咽新經), 안면신경혼합지(顔面神經混合支)
대이륜(對耳輪)	대이개신경(大耳介新神經)
삼각와(三角窩)	대이개신경(大耳介新神經), 미주신경(迷走神經), 침소신경(枕小神經), 설인신경(舌咽新經), 삼차신경(三叉神經), 안면신경혼합지(顔面神經混合支)
이배(耳背) 및 기타	대이개신경(大耳介新神經), 침소신경(枕小神經), 미주신경(迷走神經), 설인신경(舌咽新經), 안면신경혼합지(顔面神經混合支)

X. 귀 윤곽의 혈관

귀 윤곽과 귓등에는 동맥과 정맥이 매우 풍부하게 흐르고 있다.
동맥은 인체를 순환하며 모든 세포에 산소와 영양분을 공급하는 역할을 하고, 정맥은 인체 세포가 내뱉는 이산화탄소와 각종 찌꺼기들을 심장으로 보내는 역할을 한다.
귀 윤곽에 대한 여러 자극은 동맥과 정맥에 영향을 미쳐 혈액순환을 촉진하고 신진대사를 원활하게 한다. 이로 인해 노폐물과 독소 배출을 도와 질병을 예방하고 인체를 건강하게 만들며, 인체 스스로의 자연치유력이 극대화되도록 돕는다.

XI. 귀 윤곽의 림프

귀 윤곽에는 혈관과 림프관이 서로 그물처럼 얽혀 산소와 이산화탄소, 영양소, 찌꺼기 등이 자유롭게 둘 사이를 오고 가며 매우 풍부하게 흐르고 있다.
림프절은 큰 덩어리의 노폐물들을 잘게 부수고 정맥에서 미처 배출하지 못한 찌꺼기들을 처리하는 일을 한다. 또한 면역세포를 갖고 있어 세균으로부터 침입을 방어하고 싸워 인체가 질병에 노출되는 것을 막아주는 역할을 한다.
특히 귀에는 귀밑샘 림프절과 귓바퀴 뒤 림프절이 귀의 전면, 귀, 뒤, 귀속에서 귀밑으로 집중되어 목선을 타고 쇄골에 이르기까지 집중적으로 모여 흘러가고 있다.
귀 윤곽에 대한 여러 가지 자극은 림프절에 영향을 미쳐 인체의 노폐물이 잘 순환되어 몸 밖으로 배출되도록 하여주고 면역력을 높여 질병에 노출되지 않도록 하여준다.

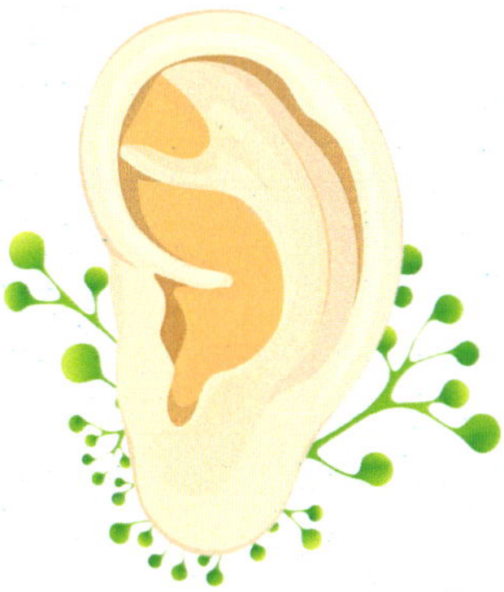

귀밑샘 림프절

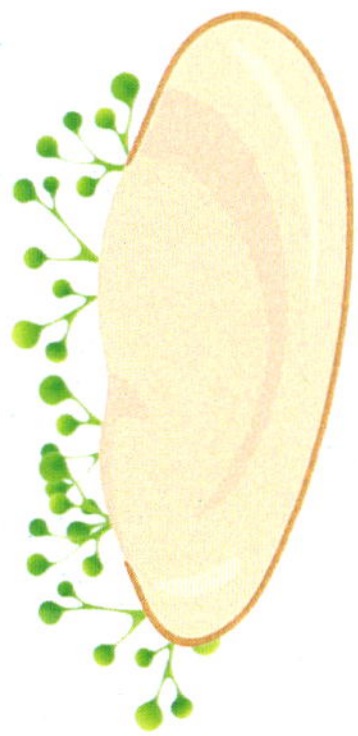

귓바퀴뒤 림프절

XII. 귀의 부분별 해부 명칭

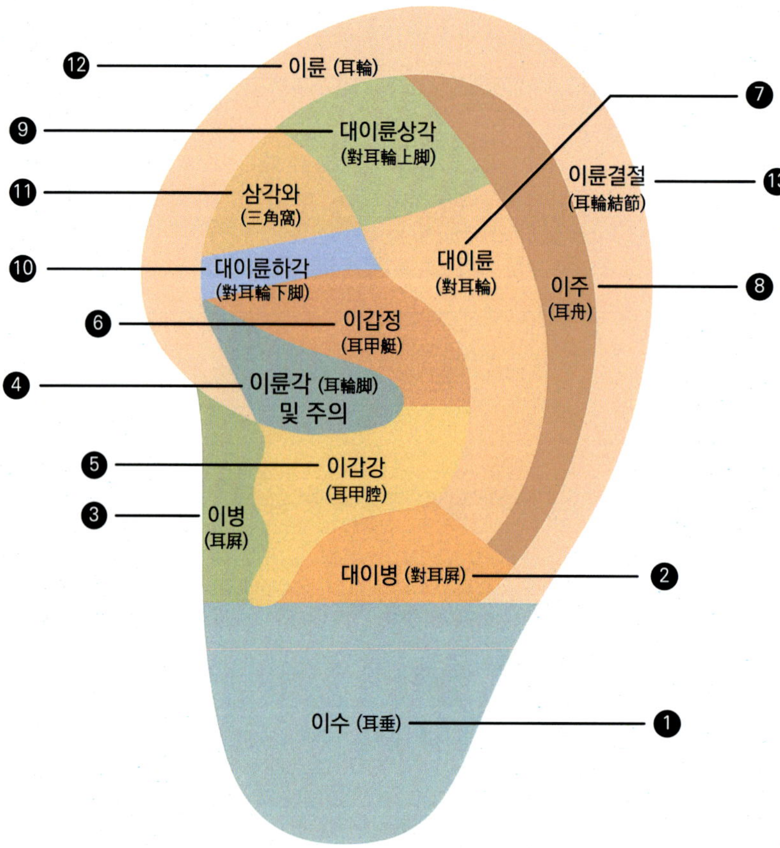

① 이수(耳垂)	얼굴	⑧ 이주(耳舟)	상지(팔)
② 대이병(對耳餠)	뇌와 머리	⑨ 대이륜상각(對耳輪上脚)	하지(다리)
③ 이병(耳餠)	인후, 부신, 속코	⑩ 대이륜하각(對耳輪下脚)	엉덩이
④ 이륜각(耳輪脚) 및 주위	횡격막, 소화기관	⑪ 삼각와(三角窩)	내부생식기, 골반
⑤ 이갑강(耳甲腔)	흉부	⑫ 이륜(耳輪)	배설기관 및 외생식기
⑥ 이갑정(耳甲艇)	복부	⑬ 이륜결절(耳輪結節)	침소신경, 간양
⑦ 대이륜 (對耳輪)	척추		

MEMO

제2장

스위치 ON 부위별 귀 마사지

스위치 ON 부위별 귀 마사지

Ⅰ. 귀 마사지 요법이란

귀 마사지 요법은 귀와 신장, 뇌의 상관관계를 이용한 매우 간편한 건강증진법이며 우리 몸의 항상성을 유지하게 도와주는 자연치유요법이다 귀에는 오장육부를 관할하는 혈위가 분포되어 있으며, 풍부한 신경, 혈관, 림프 등의 조직이 분포되어 있다.

음양오행에서 인체의 간, 심장, 비장, 폐, 신장 등의 오장은 각각 눈, 혀, 입, 코, 귀 등의 오관과 연결되어 있으며, 그중 신장은 귀와 연결되어 있다. 신장은 인간의 생명력과 밀접한 관계를 가지고 있으며, 뼈와 골수도 주관한다. 뼈와 골수의 성장 발육은 신장과 일정한 관계가 있고, 또한 '척수의 바다'라 하여 인체의 뇌와도 밀접한 관계를 가지고 있다.

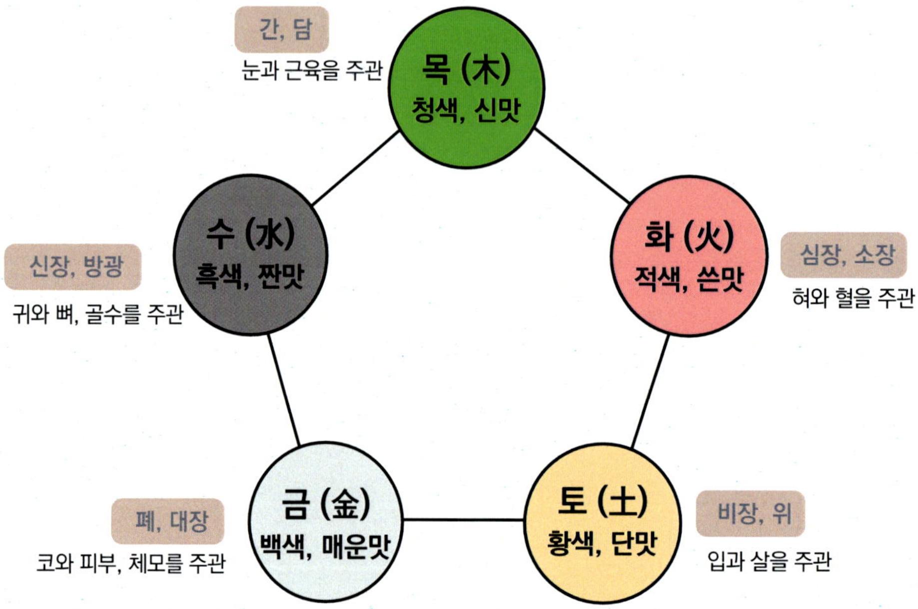

Ⅱ. 귀 마사지 효능

우리 몸은 몸의 이상현상을 정상상태로 회복하려는 항상성을 가지고 있으며 이를 자연치유력이라고 한다. 귀 마사지를 꾸준히 할 경우 경락을 소통시키고 혈액순환을 개선한다. 또한 스트레스를 해소하고 신장을 튼튼하게 하며, 귀와 눈을 밝게 해 여러 가지 질환에 탁월한 효과를 발휘한다. 무한한 경쟁사회로 몸을 혹사시키고 컴퓨터나 스마트폰을 장시간 사용하는 현대인들이나 점차 늘어가는 노인 인구로 인해 겪게 될 사회 변화 속에서 이혈 마사지 보급은 건강한 인생을 살아갈 하나의 지침서가 될 것이다.

귀 마사지는 요통, 좌골신경통, 무릎관절통, 팔꿈치, 어깨, 목 등의 통증 질환에 효과가 있다. 그뿐만 아니라 알레르기비염, 알레르기피부염, 천식, 스트레스성 신경쇠약, 탈모증, 다이어트, 불면증, 금연, 여드름, 고혈압 등에도 큰 효과를 볼 수 있다.

Ⅲ. 신장의 역할

신장은 우리 몸에서 배설을 담당하는 매우 중요한 기관이며, 전반적인 내분비 건강에 중대한 역할을 한다. 내분비계통에 이상이 발생하면 호르몬 분비에도 이상이 발생하여 피로감, 부종, 식욕부진, 불면증, 우울증 등이 나타난다.

신장은 혈액 속 노폐물과 물을 걸러 소변으로 만드는 필터 역할을 한다. 또한 물과 전해질 균형을 유지하고, 혈압을 조절하며, 적혈구를 생성하는 호르몬도 만드는 다재다능한 장기이다. 따라서 신장에 이상이 발생하면 혈액과 몸속의 노폐물을 제거하지 못해 산소 공급이 부족해지고, 이로 인해 뇌 기능이 감퇴하게 된다.

Ⅳ. 귀의 해부별 마사지

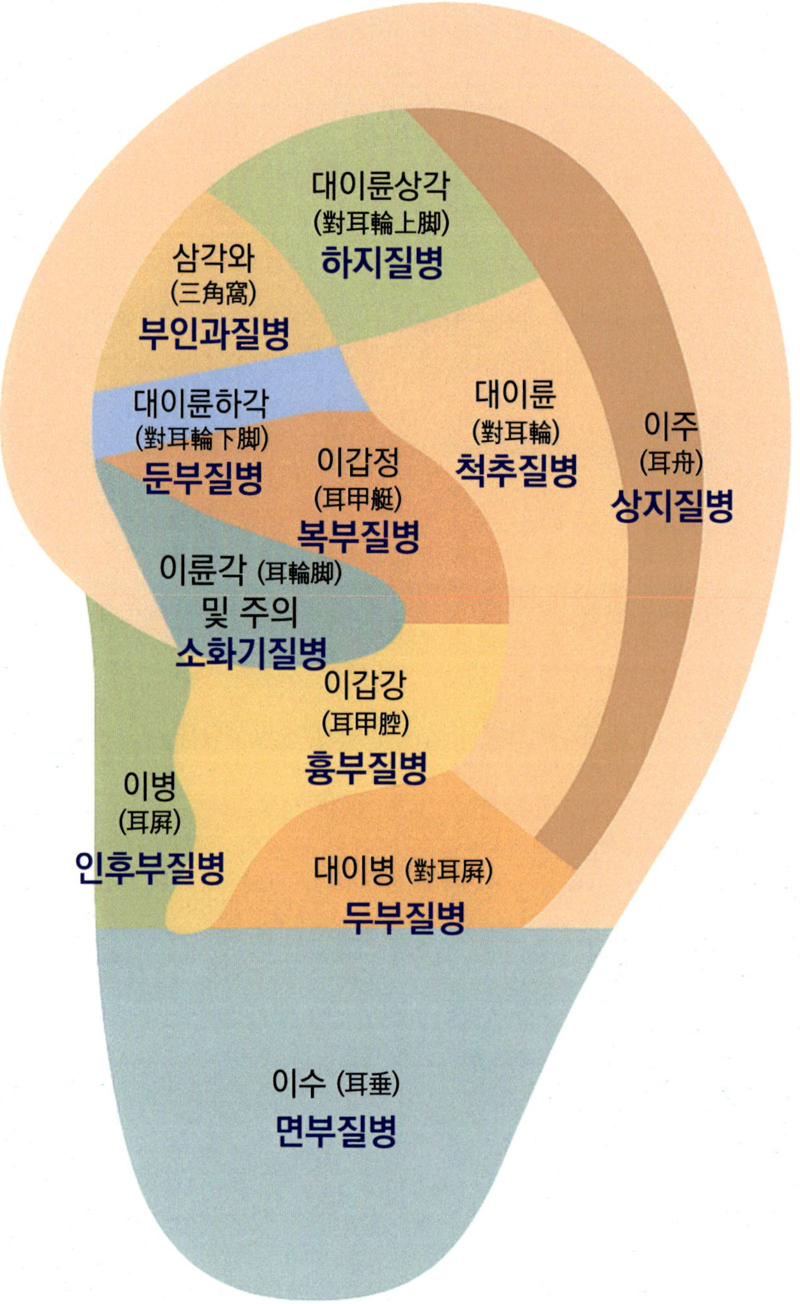
대이륜상각
(對耳輪上脚)
하지질병
삼각와
(三角窩)
부인과질병
대이륜하각
(對耳輪下脚)
둔부질병
이갑정
(耳甲艇)
복부질병
대이륜
(對耳輪)
척추질병
이주
(耳舟)
상지질병
이륜각 (耳輪脚)
및 주의
소화기질병
이갑강
(耳甲腔)
흉부질병
이병
(耳屛)
인후부질병
대이병 (對耳屛)
두부질병
이수 (耳垂)
면부질병

Ⅴ. 전신이완 귀 마사지

•방법•

손바닥을 비벼 뜨겁게 한 후, 손바닥 전체를 귀에 밀착시켜 손바닥의 열기가 귀에 전달되게 한다. 이후 귀의 앞부분과 뒷부분을 위아래, 좌우로 힘있게 비벼준다.

왕복 10회 실시한다.

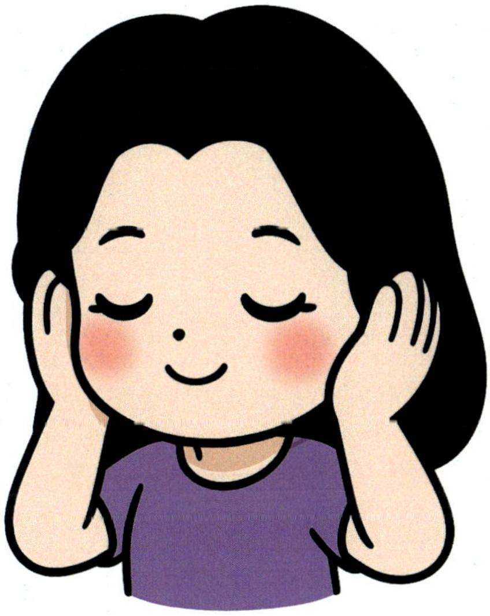

1

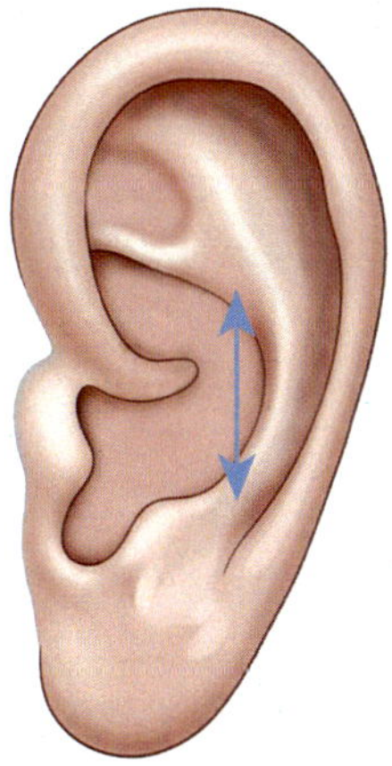

2

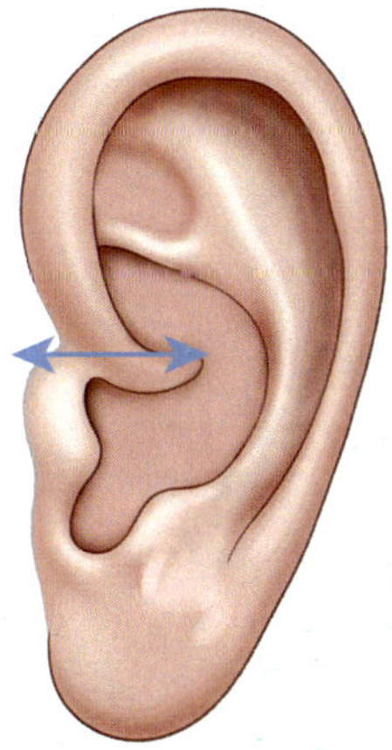

효과

귀 전체를 자극하여 몸 전체에 활력을 주고 혈액순환을 개선한다. 피로회복, 치매방지, 이명(귀울림), 이롱(청력감퇴) 등에 효과가 있다.

Ⅵ. 전신 스트레칭 귀 마사지

• 방법 •

엄지와 집게손가락을 이용하여 귀를 위로 잡아 올리고, 다음은 아래로 잡아당기고, 그다음은 옆으로 잡아당겨 귀를 펴준다.

10회 실시한다.

1. 위로 잡아당기기

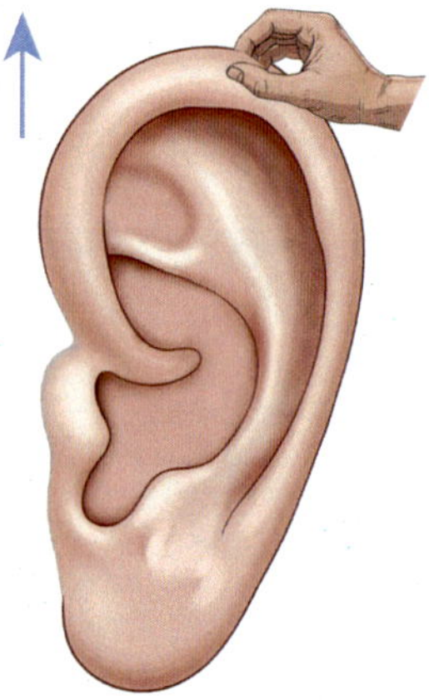

2. 밑으로 잡아당기기

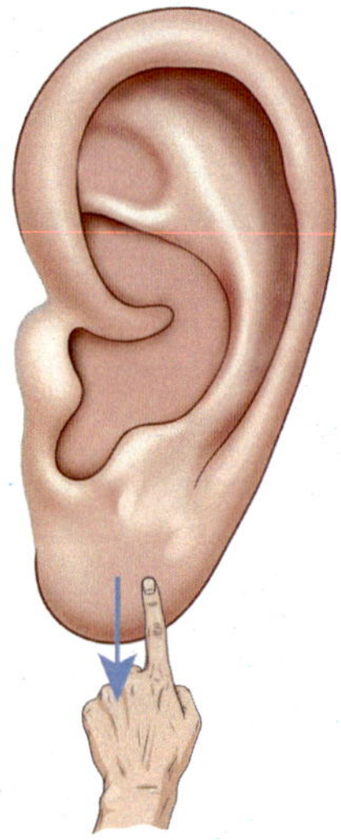

3. 옆으로 잡아당기기

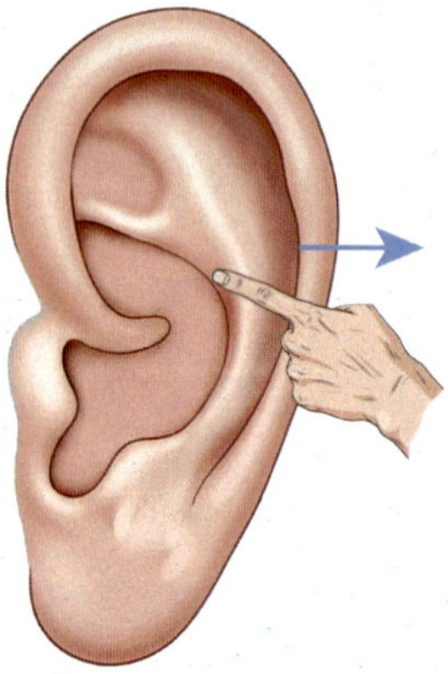

효과

귀는 인체의 오장육부 및 골격, 피부 등을 모두 나타내는 곳이다. 귀를 위, 아래, 옆으로 잡아 올리고 당겨줌으로써 전신 스트레칭 효과를 주며, 나른한 몸에 활력을 주어 피로회복 및 전신 운동 효과를 볼 수 있다.

Ⅶ. 척추 및 하지 스트레칭 귀 마사지(대이륜 및 대이륜상각)

• 방 법 •

1. 집게손가락을 대이륜 위에 두고 엄지손가락을 뒤로 하여 대이륜상각에서 아래로 마사지한다. 아래까지 오면 2~3회 밑쪽으로 끌어내린다.
2. 다음은 반대로 엄지손가락을 대이륜 앞에 두고 집게손가락을 뒤에 댄다.
   2개의 손가락으로 대이륜 위에서 대이륜상각까지 위로 밀어 올리며 마사지한다.
   대이륜상각까지 오면 2~3회 가볍게 위쪽으로 끌어올린다.

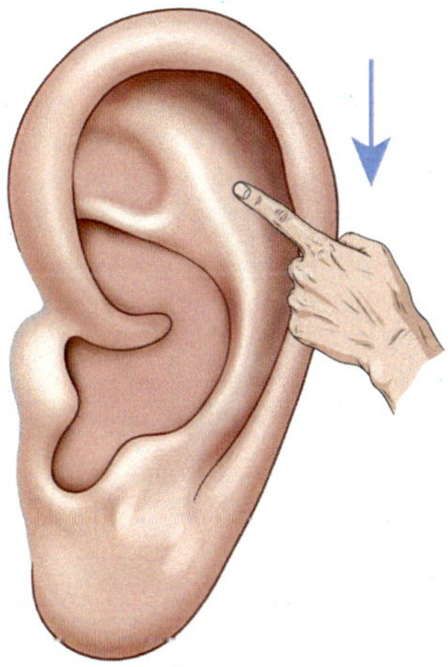

1. 대이륜

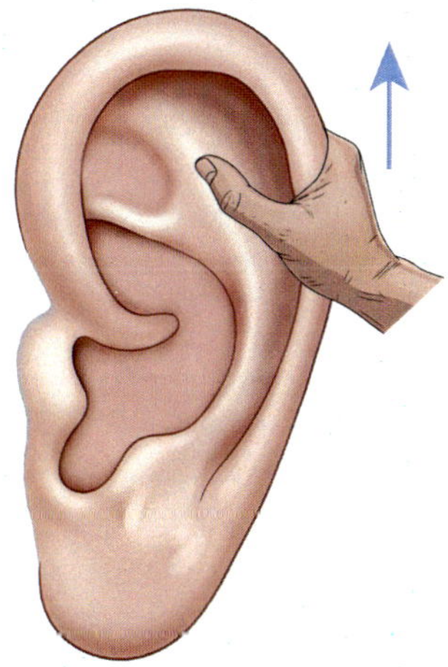

2. 대이륜상각

효과

1. 대이륜은 인체의 척추에 해당하며, 아래로부터 위로 경추, 흉추, 요추, 골반 등의 혈자리가 있다. 대이륜을 마사지함으로써 척추의 기혈 흐름을 원활하게 해주는 효과가 있다.
2. 대이륜상각은 인체의 하지(다리)에 해당하며, 발가락에서부터 무릎, 허벅지, 골반까지 하지 전체에 해당한다.
3. 마사지 도중 통증이 있는 곳을 확인한 다음, 이혈표준혈위도를 보고 그 부분을 확인해 보면 아픈 부위가 어디인지 정확히 알 수 있다.

Ⅷ. 소화기능 향상 귀 마사지(이륜각 및 그 주위)

•방법•

이륜각은 횡격막 및 소화기계통에 해당하며, 귀 안에 다리처럼 걸쳐져 있어 이륜각이라 한다. 이륜각 주위를 따라 소화기계통의 혈자리가 자리 잡고 있는데, 귓구멍에 가장 가까운 부분이 입에 해당한다. 입에서부터 식도, 분문, 위, 십이지장, 소장, 맹장, 대장이 이륜각 주위를 회전하며 소화관을 둘러싸고 있다. 마사지 방법 또한 입에서부터 소화관을 따라 위, 십이지장, 소장, 대장에 기혈이 통하는 것처럼 생각하며 실시하면 효과가 크다.

집게손가락을 사용해 10회 실시한다.

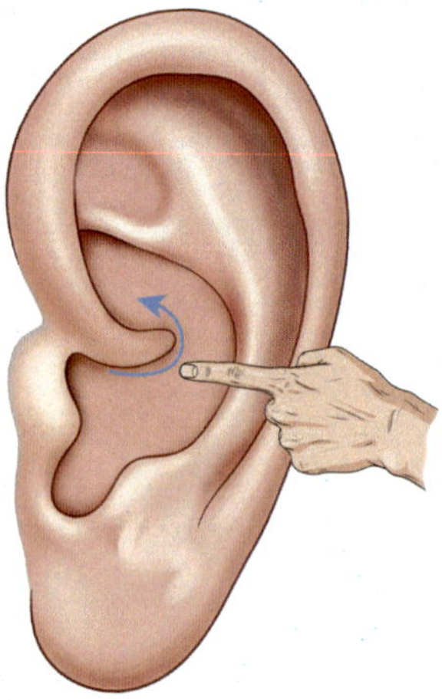

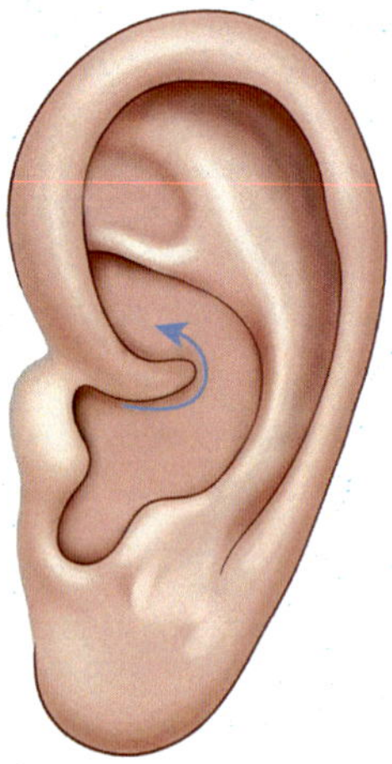

효과

소화기 전체의 기능을 돕고, 소화불량, 설사, 변비와 같은 기능장애에도 효과가 있다. 입혈과 대장혈 사이에 있는 횡격막혈을 마사지하면 딸꾹질도 멈추게 한다.

Ⅸ. 호흡·순환·비뇨기능 향상 귀 마사지(이갑정, 이갑강)

• 방 법 •

1. 이갑정은 집게손가락을 사용해 그림과 같은 방향으로 밀어주고 당기는 방법으로 마사지한다.
2. 이갑강은 집게손가락을 사용해 심장을 중심으로 눌러서 돌려준다.

10회 실시한다.

1. 이갑정　　　　2. 이갑강

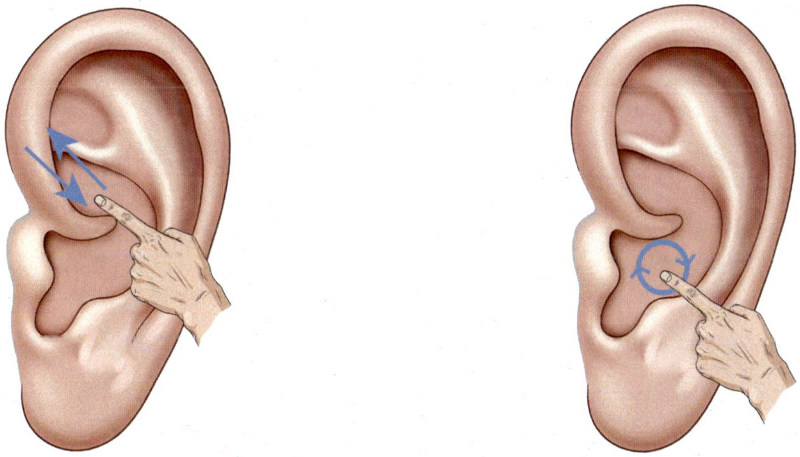

효과

이륜각 및 주위 부위에서 위쪽은 이갑정에 해당하는 부분으로, 인체의 복부에 해당하며 간, 신장, 콩팥 등의 혈자리가 있다.

아래쪽은 이갑강에 해당하는 부분으로, 인체의 흉부에 해당하며 폐, 기관지, 심장, 비장 등의 혈자리가 있다. 따라서 이러한 부위들을 마사지해 주면 여러 장부의 기능 강화에 많은 도움이 된다.

X. 생식기능 강화 귀 마사지(삼각와)

•방법•

중지손가락을 대이륜 윗부분에 밀착시켜 삼각와를 향해 상하로 마사지한다. 귀에 밀착시켜 마사지하면 귀 뒤의 강압구를 마사지해 주는 효과가 있다.

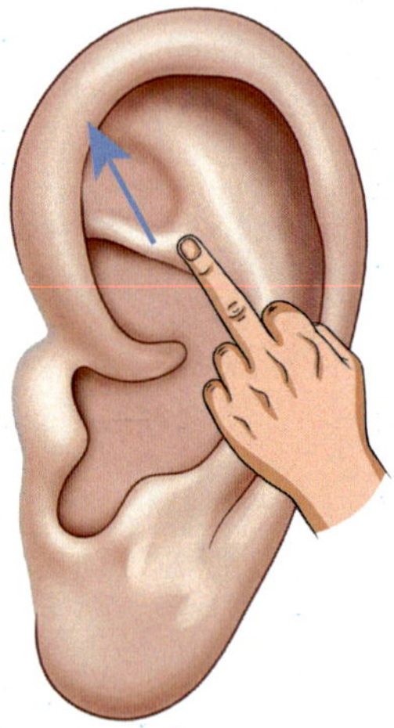

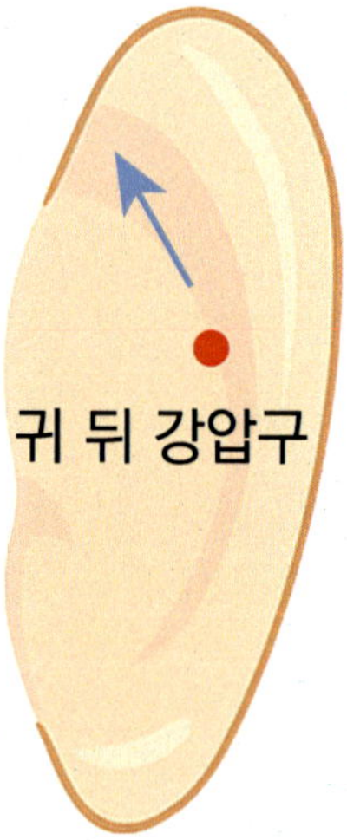

효과

삼각와는 인체의 생식기계통 혈자리가 모여 있는 곳으로, 이곳을 마사지해 주면 생식기능이 좋아진다. 귀 뒤의 강압구는 고혈압에 사용하는 혈자리로, 마사지로 혈자리를 자극해 혈액순환을 촉진함으로써 이 혈자리를 자극해 혈압을 내릴 수 있다.

XI. 두뇌 건강 귀 마사지(대이병)

•방법•

대이병은 뇌의 모든 부분의 혈자리가 모여 있는 곳이다.

대이병을 엄지와 집게손가락을 사용해 2~3분간 가능한 한 가볍게 마사지한 후 위쪽으로 잡아당겨 준다.

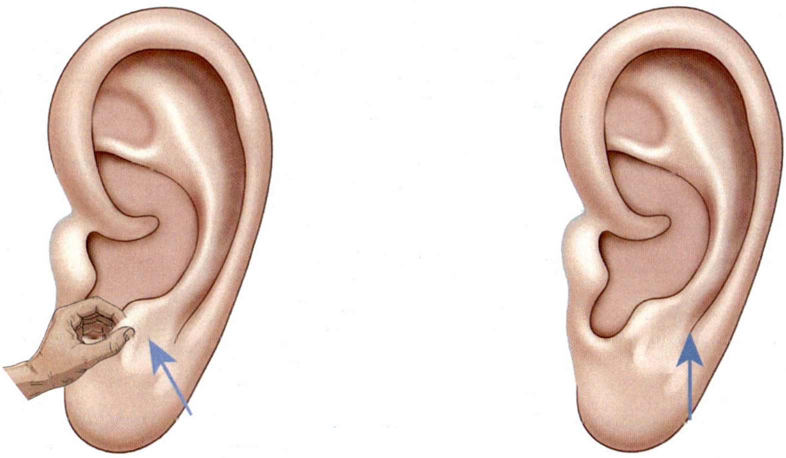

효과

대이병을 마사지함으로써 귀에 흐르는 풍부한 신경, 림프, 혈관을 자극해 머리를 맑고 산뜻하게 해준다. 또한 눈을 밝게 해주고 심혈관수축기능을 조절하여 몸을 튼튼하게 해준다.

XII. 인후, 코, 귀 질환 개선 귀 마사지(이병)

•방법•

집게손가락을 귀의 구멍에 넣어 360° 회전시켜 순간에 뽑아낸다. 10회 반복한다.

집게손가락을 이병 부위에 대고 귓구멍 쪽으로 밀착시켜 위아래로 10회 정도 마사지한 후 떼어내기를 10회 반복한다.

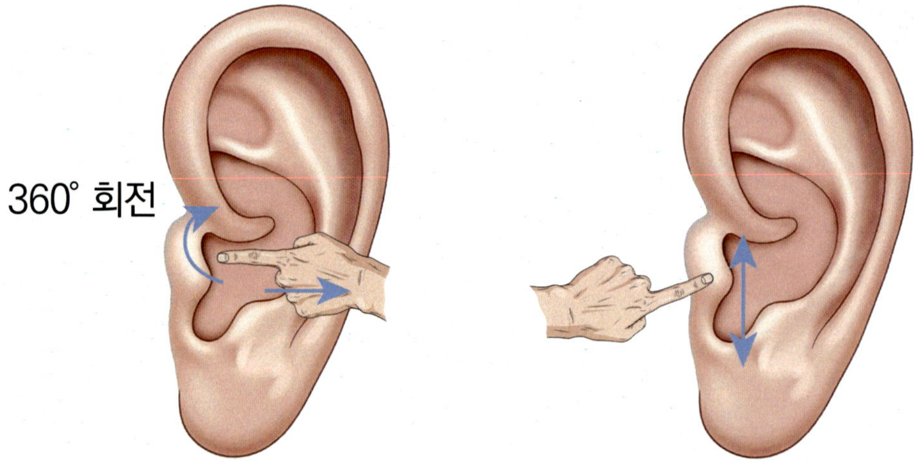

효과

이병 안쪽에는 인후, 내비, 삼차신경의 혈자리가 있고, 이병 바깥쪽에는 갈점, 기점, 외비, 내이 등의 혈자리가 있다. 귀의 가장자리에는 기관지혈이 있다. 따라서 이곳을 마사지함으로써 인후, 내비, 기관지 등이 약한 사람이나 감기 예방에 효과가 있다. 또한 편두통 예방이나 귀의 질환(가려움증, 청력감퇴 등), 과식, 비만, 금연, 금주, 당뇨소갈증 등에도 많은 도움이 될 것이다.

MEMO

제3장

증상별 첩압점 가이드

: 귀에 있는 우리 몸 진단서

증상별 첩압점 가이드 : 귀에 있는 우리 몸 진단서

Ⅰ. 이혈치유 방법

1. 귀 윤곽 첩압법

우리 몸에 질병이 발생했을 때 귀 윤곽에는 해당 질병 부위에 혈관, 색깔, 표면, 형태 등 여러 가지 반응이 나타난다. 이와 같이 귀 윤곽의 반응점이나 변화가 발생한 곳에 씨앗, 침, 세라믹볼 등을 붙여 질병을 치유하는 것을 '귀윤곽치유법'이라 한다. 여러 가지 방법이 있지만, 본인은 누구나 안전하고 쉬우며 편리하게 사용할 수 있는 세라믹볼을 귀 윤곽 혈자리에 붙이는 방법을 쓰고 있다.

2. 첩압 시 주의사항

◈ 첩압 전 먼저 귀윤곽을 깨끗이 소독하고 습기를 말린 뒤 첩압한다. 3~4일 정도 지난 뒤 떼어낼 때, 볼이 귀 안에 들어가지 않게 조심해서 제거한다.

◈ 기력에 비해 과도한 첩압은 몸살과 어지럼증 등의 부작용이 있을 수 있으므로, 허약자나 기력이 약한 사람, 공복인 사람은 가급적 한 가지 병증만을 다루는 것이 효과적이다.

◈ 임신 초기 여성이나 습관성유산자에게는 첩압하지 않는 것이 좋으며, 여성의 생리 중 첩압은 월경량과 기간을 단축시킬 수 있으므로 피하는 것이 좋다.

◈ 귀 윤곽에 동상이나 습진, 상처, 가려움 등이 있을 때는 먼저 피부를 치료한 후 첩압하는 것이 좋다.

3. 귀윤곽 사혈법

소독한 바늘 또는 자동따주기침(무통사혈침)을 사용해 해당 혈자리에서 피를 뽑아 치유하는 방법이다. 급성병증을 치유할 때 효과가 크며, 혈자리는 이첨(耳尖), 간양(肝陽), 륜1~6, 병첨(屛尖), 부신(副腎) 등이다. 귀윤곽의 연골 부위를 피해 피부가 상하거나 통증이 발생하지 않도록 주의하며 깊게 찌르지 않고 조심스럽게 사혈해야 한다. 한 번 사용한 바늘은 2차 감염 위험 때문에 절대 재사용해서는 안 되며, 저혈압이거나 기가 약한 사람은 사혈을 하지 않는 것이 좋다.

화를 식혀주고 열을 내려주며, 가려움증, 혈압을 낮추고 갑자기 눈이 침침하거나 어지러울 때 사용한다. 특히 고혈압으로 쓰러진 경우 귓등의 푸른 핏줄을 사혈하면 큰 효과를 볼 수 있다.

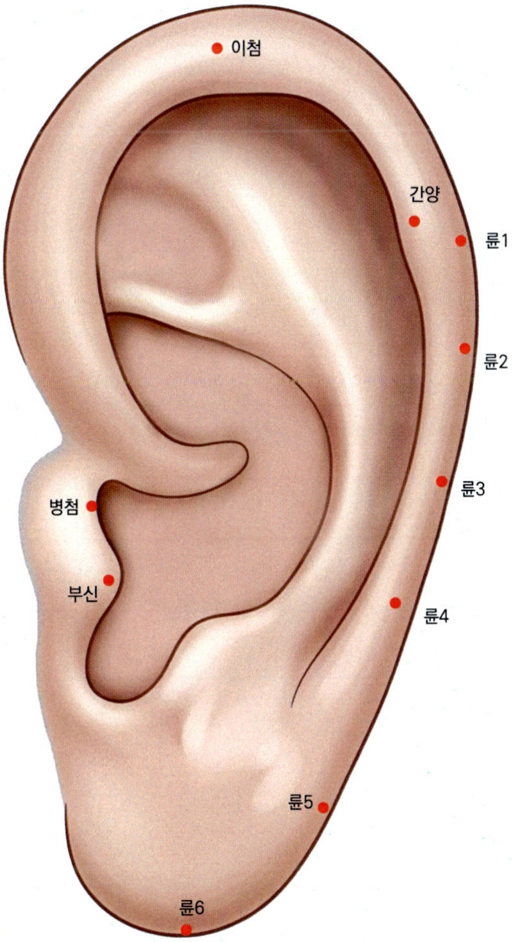

Ⅱ. 귀에 나타나는 반응

귀는 인체의 축소판으로, 인체의 상태를 고스란히 보여주는 반사구 중 하나인 기관이다. 우리 몸의 건강에 이상이 생기면 귀 역시 변화가 나타나는데, 변색, 변형, 구진, 혈관변화, 통증 등의 반응이 나타난다. 이것을 양성반응이라고 한다.

귀에 나타나는 주요 변화를 크게 네 가지로 분류하면 다음과 같다.

1. 혈관의 변화

처음 아프기 시작할 때는 가늘고 붉은 혈관이 생겨나는데, 심해지면 혈관의 붉은색이 진한 붉은색으로 더 짙어진다. 증상이 아주 심할 때는 혈관 색이 푸른색으로 바뀌며, 급성증상이 호전되면 혈관이 없어진다. 만성일 경우에는 굵고 푸른 혈관이 생긴다.

예: 요추에 붉은 혈관이 생긴 것은 요통을 의미한다.

2. 색깔의 변화

염증과 같은 급성질환일 경우 대부분 진붉은색을 띠고, 만성질환일 경우 대부분 흰색을 띤다. 고질적이고 아주 오래된 질환일 경우 노란색을 띠기도 한다. 종양일 경우 검은색, 갈색, 흰색 등 피부와 다른 색 부분이 생겨나기도 한다.

예: 편도체에 진붉은색이 생긴 것은 급성편도선염이 생긴 것을 의미한다.

3. 피부의 변화

피로, 소화불량일 경우 주로 각질이 일어난다. 만성적기능저하, 물혹, 수종 등일 경우 여드름이나 좁쌀 같은 것이 생겨난다. 흡수기능장애, 설사, 배설기능장애 등이 있을 때는 기름기나 분비물이 생겨난다. 종양일 경우 종류특이구에 무늬가 생긴다.

예: 삼각와에 좁쌀이 생긴 것은 자궁물혹을 의미하며, 삼각와에 살비듬이 생긴 것은 냉·대하증을 의미한다.

4. 형태의 변화

만성질환이 오래되면 귀 윤곽의 형태가 달라지는데, 내려앉거나 좁아지거나 점 모양, 띠 모양 등의 돌기가 생기거나 메워지거나 융기되는 등의 변화가 생긴다. 또는 함몰되거나 주름이 깊고 길어지기도 하며, 급성으로 융기되기도 하고, 처지거나 뒤틀리거나 쭈그러지기도 한다.

예: 이수의 이명구에 주름이 진 것은 이명증이 오래전부터 있었음을 의미한다.

Ⅲ. 이혈건강법의 활용

1) 감기

코, 목구멍, 기관, 기관지, 폐 등 호흡기계가 바이러스에 감염되어 발병한다. 이로 인해 코, 목, 편도선, 귀 등에 통증이 나타나기도 한다. 인체의 급격한 체온변화나 피로, 스트레스 등으로 인해 면역력이나 저항력이 떨어졌을 때에도 발생하며, 전신 피로나 소화불량, 설사 등이 나타나기도 한다.

2) 기관지천식

기관지의 염증으로 기관지 점막이 부어오르고 기관지 근육이 경련을 일으키면서 점액이 분비되어 기관지가 막히고 숨이 차게 된다. 증상으로는 천명(쌕쌕거리는 소리가 나는 호흡), 호흡곤란, 가슴답답함, 기침, 피부팽진(부푸는 두드러기) 등으로 나타난다.

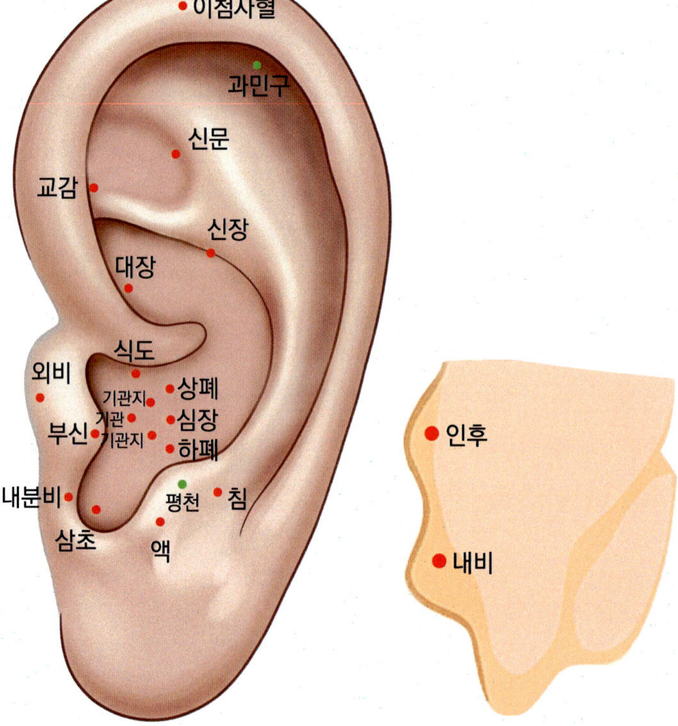

첩압점

내비, 외비, 인후, 기관, 폐, 액, 침, 내분비, 부신, 삼초, 심장, 신장, 신문, 교감, 이첨사혈, 식도, 대장
※ 기관지천식이 있을 경우, 평천과 과민구혈을 추가한다.

3) 금연(禁煙)

금연은 호흡기질환뿐만 아니라 위궤양, 십이지장궤양을 비롯해 암, 심장·뇌혈관질환, 신생아호흡장애증후군질환 등도 유발한다.

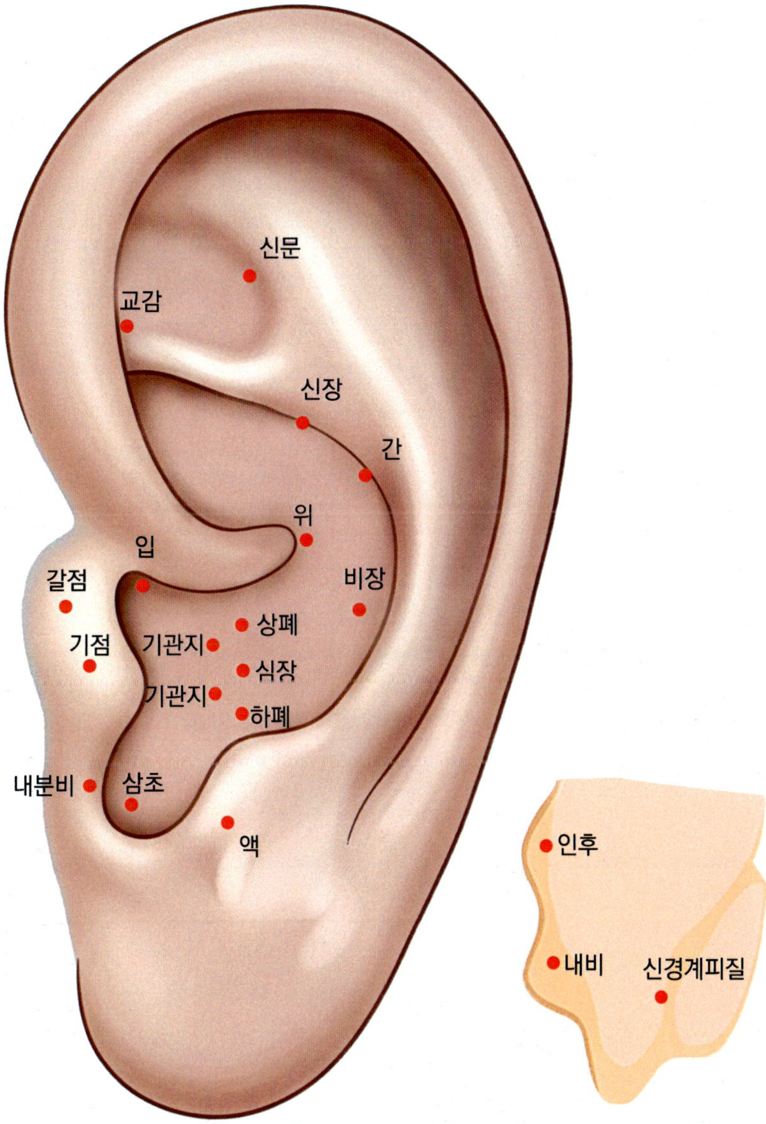

첩압점

인후, 내비, 입, 갈점, 기점, 기관지, 폐, 내분비, 삼초, 신장, 간, 위, 비장, 액, 심장, 신문, 교감, 신경계피질

4) 고혈압(高血壓)

수축기 혈압이 140mmHg 이상이거나 확장기 혈압이 90mmHg 이상인 경우를 말한다. 고혈압은 약 90%가 원인을 알 수 없는 본태성고혈압이며, 나머지 10% 정도는 신장이나 혈관 이상, 내분비계질환인 당뇨병, 부신종양 등으로 혈압이 높아져 발생한 2차성 고혈압이다. 가족력, 음주, 흡연, 고령, 운동부족, 비만, 짜게 먹는 식습관, 스트레스 등은 고혈압의 원인이 된다.

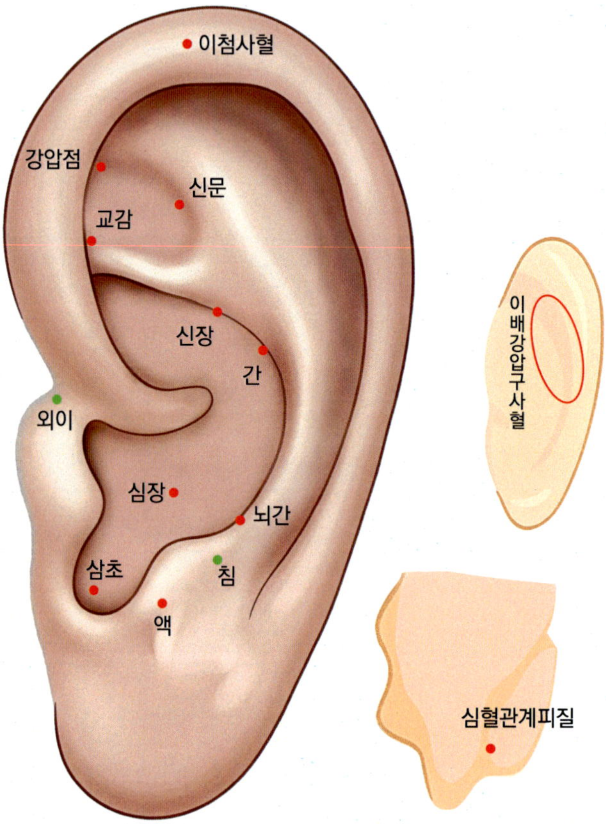

첩압점

이첨·이배강압구사혈, 강압점, 심장, 교감, 신장, 간, 신문, 액, 삼초, 뇌간, 심혈관계피질, 어지러움을 느낄 때는 외이, 침을 더 첩압한다.

5) 저혈압(低血壓)

저혈압이란 혈압이 정상보다 낮은 경우로, 수축기 혈압이 80mmHg 이하, 확장기 혈압이 60mmHg 이하인 경우를 말한다. 원인에 따라 병적인 증상이 없고 원인을 알 수 없는 본태성저혈압으로, 일반적인 저혈압이 여기에 속한다. 심장질환이나 내분비질환 등의 원인에 의한 증후성 또는 속발성저혈압, 혈압 유지 반사기구에 장애가 생기면서 발생하는 저혈압을 기립성저혈압(누워 있거나 앉아 있다가 갑자기 일어날 때 현기증 등을 느끼는 경우)이라고 한다. 저혈압은 현기증, 두통, 무기력, 불면, 서맥(맥박이 느림), 변비, 시력장애, 구역질, 실신 등의 증상이 나타난다.

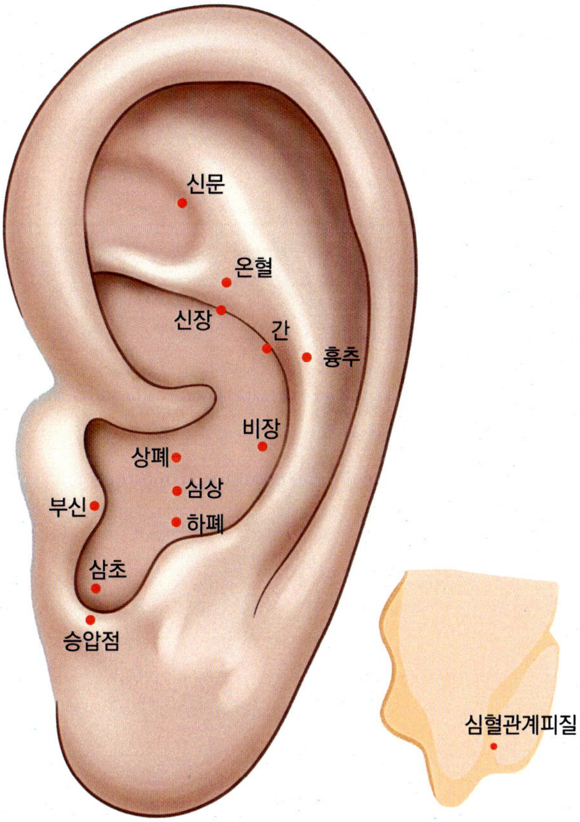

첩압점: 심장, 간, 비장, 폐, 신장, 온혈, 신문, 승압점, 부신, 삼초, 흉추, 심혈관계피질

6) 당뇨병

당뇨병은 췌장에서 인슐린 분비량이 부족하거나 정상적인 기능이 이루어지지 않아 혈중 포도당 농도가 높아지거나 소변으로 포도당을 배출하는 질환이다. 눈, 신장, 혈관에 합병증을 유발하며, 피부가려움증, 비만, 고혈압, 고지혈증, 시력감퇴 및 실명을 동반하기도 한다.

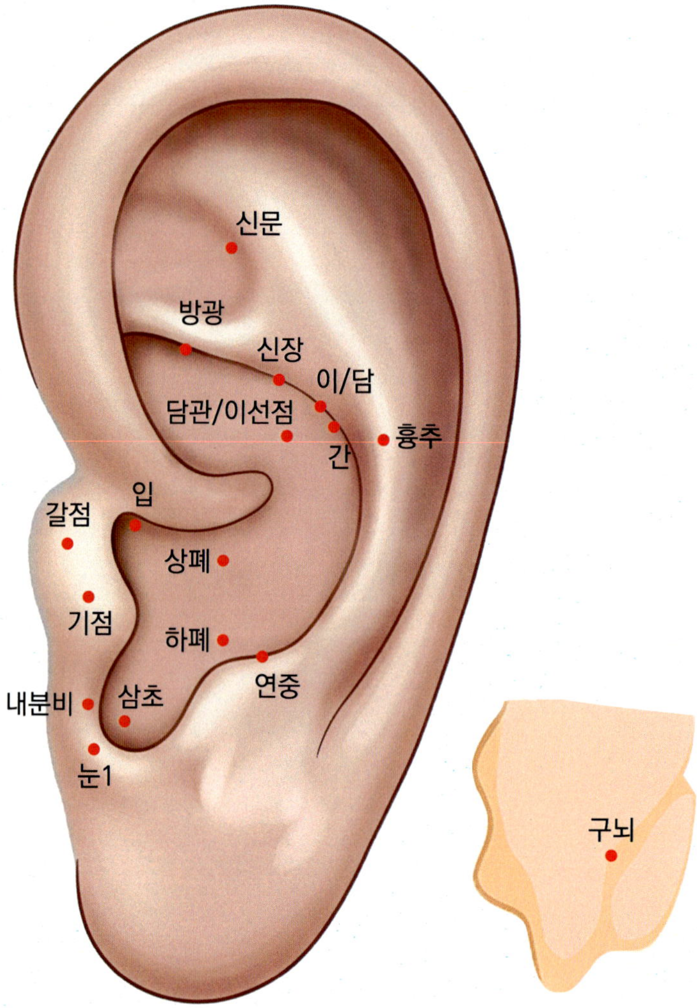

첩압점
이/담, 담관/이선점, 간, 신장, 연중, 내분비, 삼초, 신문, 입, 갈점, 기점, 방광, 폐, 흉추, 눈1, 구뇌

7) 과민성대장증후군(過敏性大腸症候群)

내시경이나 엑스선 검사로는 특정질환이 확인되지 않지만, 식사나 정신적 스트레스로 인해 복통, 복부팽만감과 같은 불쾌한 소화기증상이 반복되고 설사 또는 변비 같은 배변장애증상을 가져오는 만성질환이다.

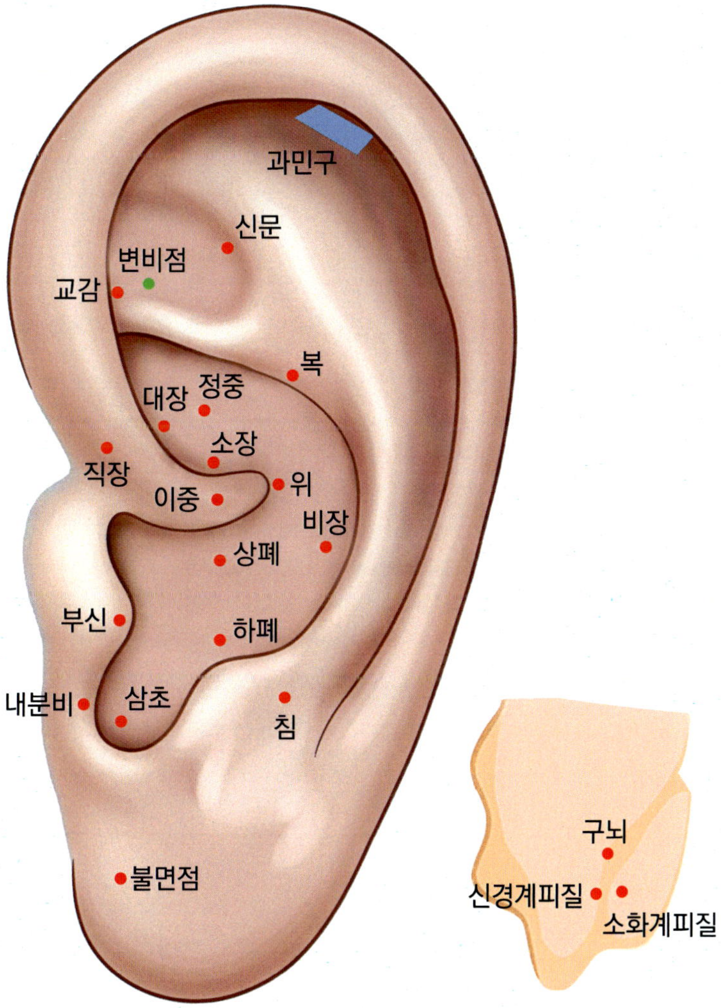

첩압점

위, 비장, 대장, 폐, 소장, 직장, 삼초, 구뇌, 부신, 정중, 불면점, 과민구, 이중, 신문, 교감, 내분비, 복, 신경계·소화계피질, 침

변비증상이 있으면 변비점.

8) 변비(便祕)

변비는 주로 남성보다 여성에게 많이 발생한다. 가장 큰 원인은 섬유소와 음료를 적게 섭취하는 식습관이며, 알코올이나 카페인이 함유된 음료를 너무 많이 마시면 대변을 딱딱하게 만들어 배변을 힘들게 할 수 있다. 갑상선기능저하증, 우울증, 게실증과 같은 대장질환도 변비의 원인이 될 수 있다.

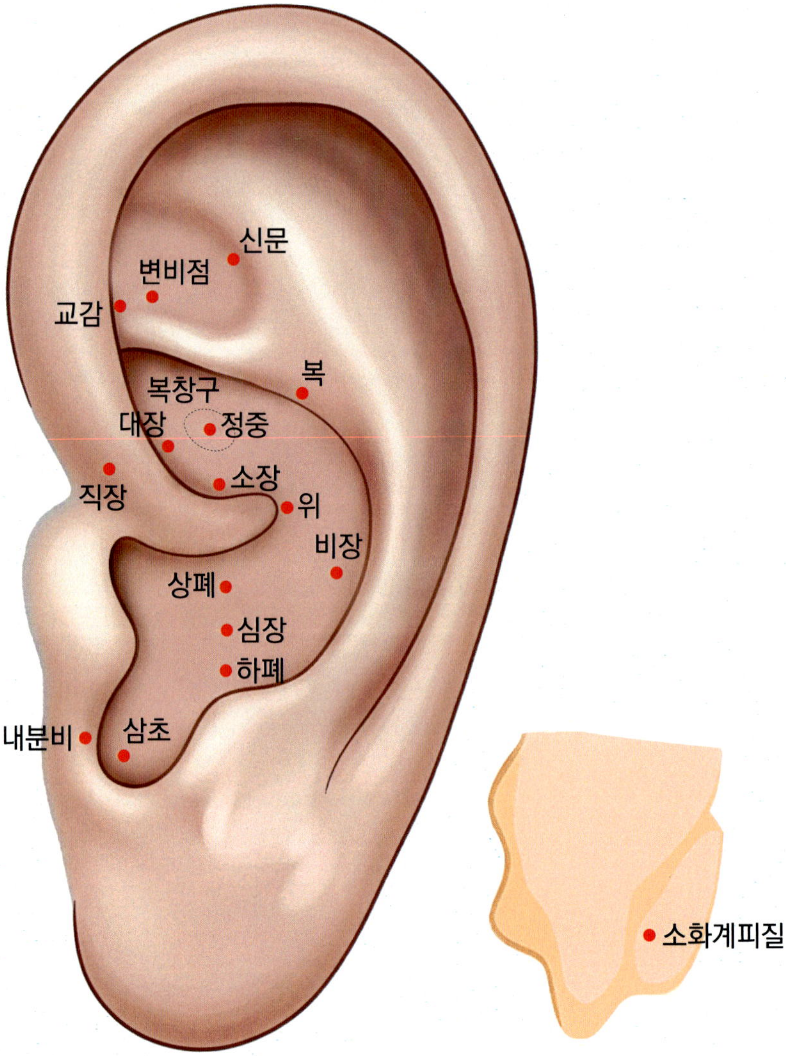

첩압점
폐, 대장, 직장, 비장, 심장, 소장, 교감, 변비점, 복, 위, 정중, 삼초, 복창구, 내분비, 소화계피질, 신문

9) 요실금(尿失禁)

요실금이란 자신의 의지와 상관없이 갑자기 소변이 흘러나오는 현상이다. 주로 중년 이후 여성에게 나타나던 증상이었지만 최근 젊은 여성들에게서도 나타나고 있다. 일반적으로 방광에 오줌이 차면 근육이 탄력적으로 늘어나고 요도괄약근이 반사적으로 수축하여 방광으로부터 오줌이 새지 않도록 조절한다. 반면 갱년기 이후에는 골반근육이 약화되어 방광을 제어하는 능력을 상실하여 의지와 상관없이 오줌이 새어 나오게 된다.

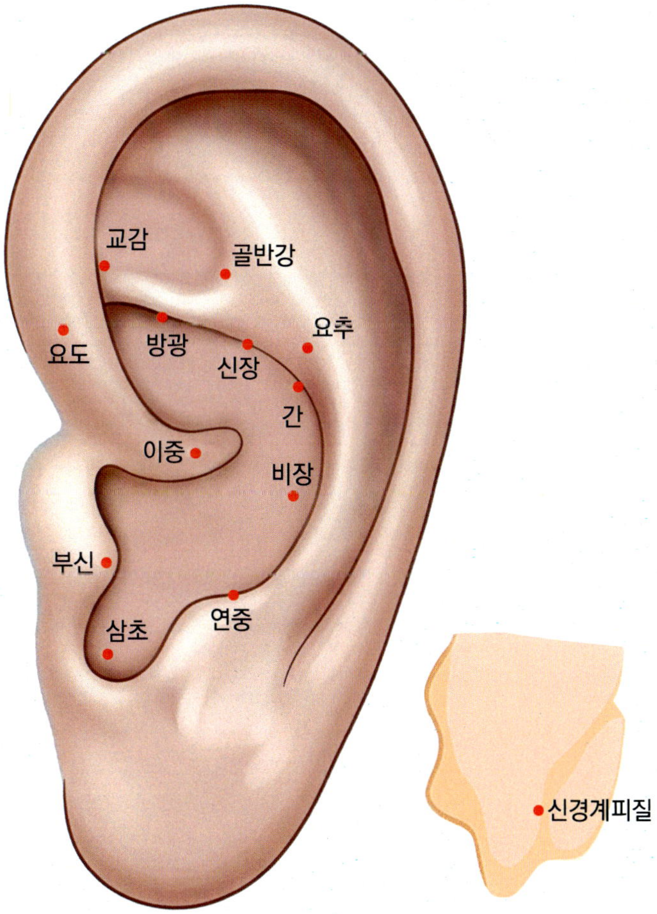

첩압점
간, 비장, 신장, 방광, 요도, 삼초, 교감, 연중, 이중, 요추, 부신, 골반강, 신경계피질

10) 갑상선기능저하증(甲狀腺機能低下症)

갑상선은 목의 앞쪽 튀어나온 뼈 아래 피부 밑에 위치하며, 뇌 속에 있는 뇌하수체의 조절을 받아 갑상선호르몬을 생산하는 내분비선이다. 세포의 산소 소모, 단백질 합성 등을 조절하는데, 갑상선기능저하증은 바로 이 갑상선에서 분비하는 호르몬이 부족하게 되어 생기는 병이다. 갑상선기능저하증은 남녀 모두에게 발생하지만 대체로 여성들에게 더 많이 나타난다. 증상은 목의 증상이 아니라 모호하게 전신에서 나타난다. 추위를 잘 느끼거나, 과도한 피로, 거친 피부와 거칠고 천천히 자라는 머리카락, 눈 주위 또는 다리의 부기, 식욕부진에도 불구하고 체중증가, 변비, 성욕감소, 생리불순과 불임 등이 나타날 수 있다.

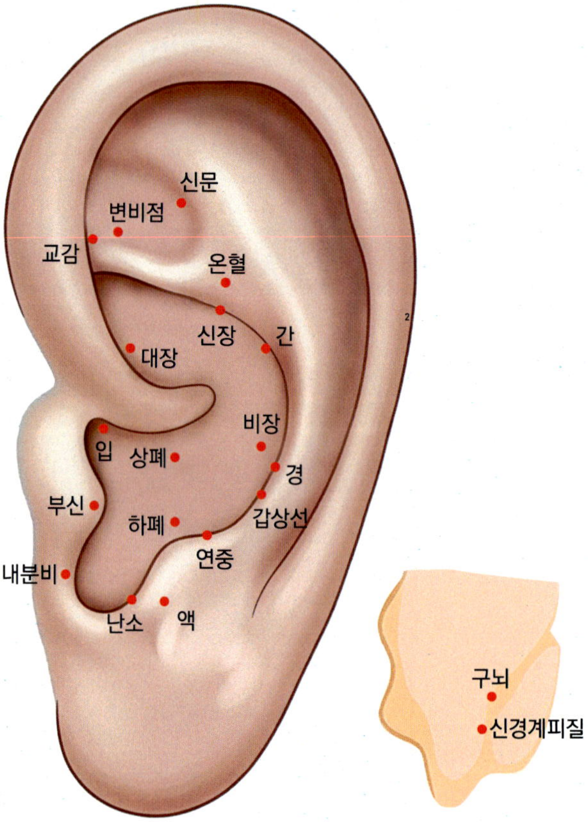

첩압점

갑상선, 경, 연중, 신장, 신문, 교감, 온혈, 간, 폐, 대장, 비장, 입, 부신, 내분비, 구뇌, 신경계피질, 난소, 변비점

11) 갑상선기능항진증(甲狀腺機能亢進症)

갑상선기능항진증은 갑상선기능저하증과 반대로 갑상선의 기능이 병적으로 증가하여 호르몬이 과다하게 분비되어 생기는 병이다. 갑상선호르몬이 대사를 촉진해 에너지를 소모시키기 때문에 피로감, 전신쇠약 및 체중감소 현상이 나타나고, 더위를 잘 참지 못하며 땀이 많이 나고 갈증을 느끼게 된다. 자신의 심장 고동을 느끼고 불안해하며 불면증이 생기고 손이 떨릴 수 있다. 또 배변횟수가 증가하고 심하면 설사를 하기도 한다.

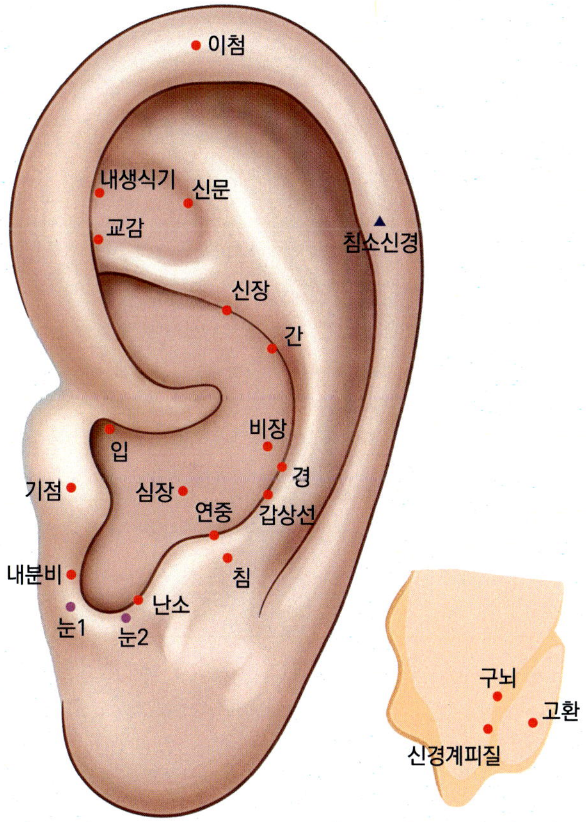

첩압점

갑상선, 내분비, 구뇌, 연중, 간, 신경계피질을 주혈로 사용하고 보조혈로는 심장, 기점, 이첨, 신문, 침, 침소신경, 비장, 입, 내생식기, 고환, 난소, 교감, 눈1, 눈2

12) 치매(癡呆)

치매는 후천적으로 기억, 언어, 판단력 등 여러 인지 기능이 감소하여 일상생활을 제대로 수행하지 못하는 것을 의미한다. 다양한 원인에 의해 발생하는데, 가장 널리 알려진 알츠하이머치매가 약 50%를 차지한다. 고혈압이나 당뇨병, 동맥경화, 고지혈증, 중풍 등으로 인한 혈관성치매가 20~30%를 차지하며, 이 외에도 뇌충격, 뇌종양, 알코올중독 등 많은 원인으로 인해 발생할 수 있다.

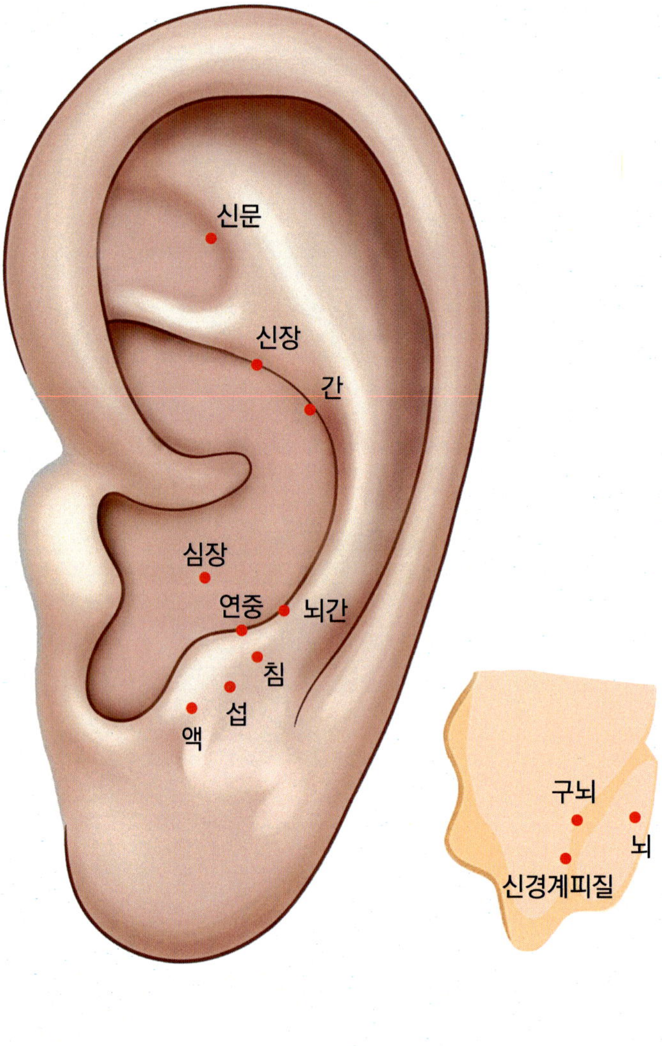

첩압점
심장, 신장, 연중, 액, 침, 섭, 신문, 간, 뇌간, 구뇌, 뇌, 신경계피질

13) 삼차신경통(三叉神經痛)

삼차신경통은 뇌에서 얼굴로 이어지는 삼차신경에 문제가 생겨 발생하는 만성통증상태를 말한다. 흔히 한쪽 얼굴에 발작적인 감전이나 순간적으로 찌르는 듯한 통증이 오는 질환이다. 어떤 원인에 의해 뇌 속 혈관이 삼차신경을 압박하면서 나타나는데, 원인을 모르는 특발성이 많고 뇌종양, 부비강염, 충치, 눈병 등으로 생기기도 한다.

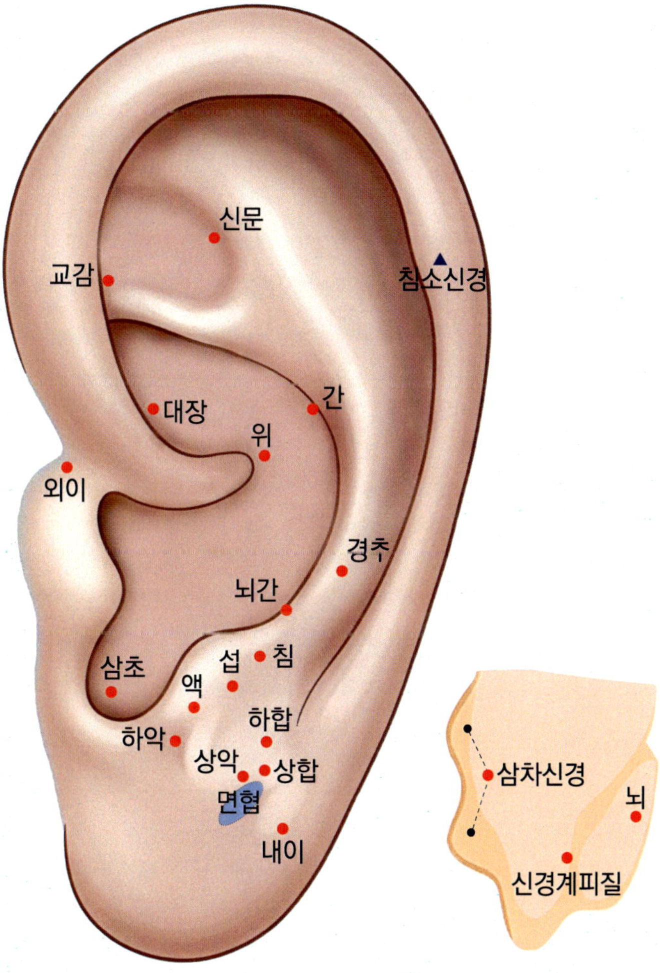

첩압점

삼차신경, 간, 이/담, 위, 대장, 액, 침, 섭, 삼초, 뇌간, 신문, 외이, 내이, 상합·하합, 상악·하악, 교감, 경추, 면협, 침소신경, 신경계피질, 뇌

14) 수근관증후군(手根管症候群: 손목터널증후군)

손목 안의 수근관이라는 통로에서 정중신경과 여러 개의 힘줄이 함께 손바닥으로 연결되는데, 가사노동이나 핸드폰 사용, 컴퓨터 작업과 같이 손가락이나 손목을 많이 사용하는 사람에게서 수근관이 좁아져 정중신경을 눌러 발생하는 질환이다. 찌릿찌릿 전기가 통하는 느낌이나 바늘로 콕콕 찌르는 듯한 손저림증이 나타난다.

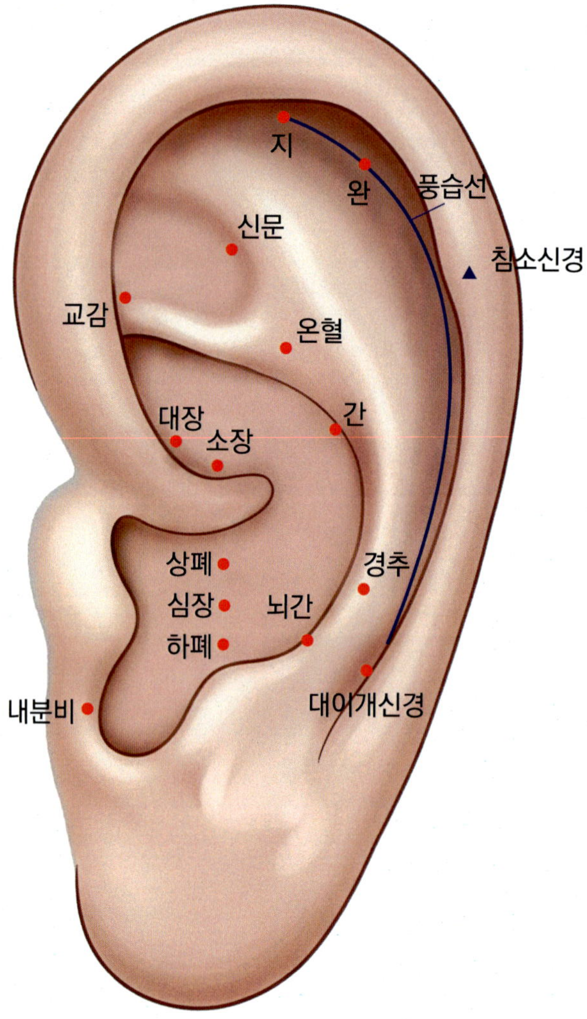

첩압점

지, 완, 경추, 심장, 소장, 간, 폐, 대장, 뇌간, 교감, 내분비, 신문, 온혈, 풍습선, 대이개신경, 침소신경

15) 굉골외상과염(肱骨外上課炎 - 테니스엘보)

팔 관절과 손목에 무리한 힘을 가해 팔꿈치에서 손바닥에 이르는 뼈를 싸는 힘줄 내부에 염증과 미세한 파열이 발생해 바깥쪽 상과에 통증이 발생하는 것을 말한다. 테니스를 즐기는 사람에게 자주 발병한다고 해서 '테니스엘보'라고도 한다.

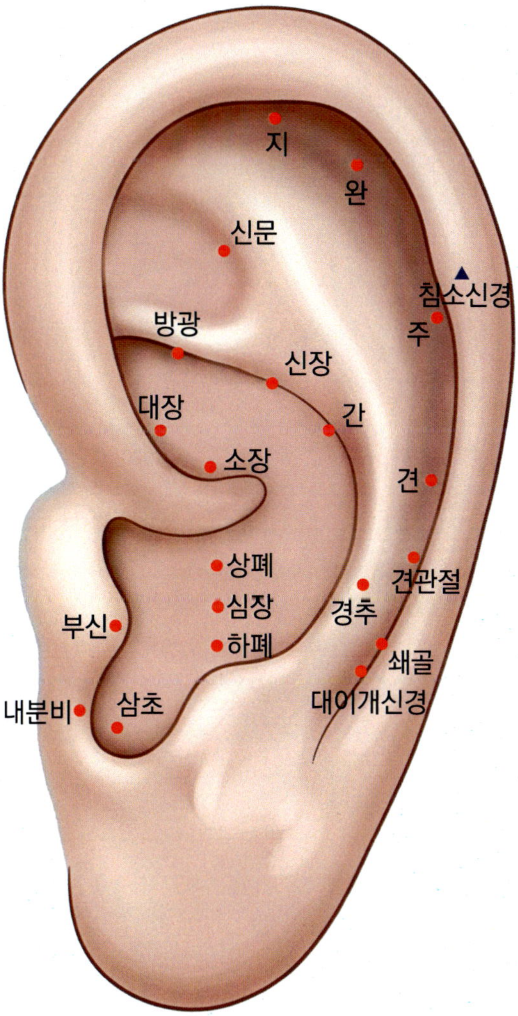

첩압점

신문, 신장, 방광, 지, 완, 주, 견, 견관절, 쇄골, 대이개신경, 간, 심장, 소장, 폐, 대장, 부신, 내분비, 삼초, 경추, 침소신경

16) 견관절주위염(肩關節周圍炎)

어깨와 목 사이 견관절을 구성하고 있는 근육, 뼈, 인대, 점액, 관절포 등이 굳어져 통증과 함께 기능장애를 일으키는 퇴행성질환이다. 초기에는 어깨가 무겁고 뻐근하다가 점차 쑤시는 듯한 통증이 오고, 극심한 통증으로 팔을 제대로 쓸 수 없는 상태까지 발전한다.

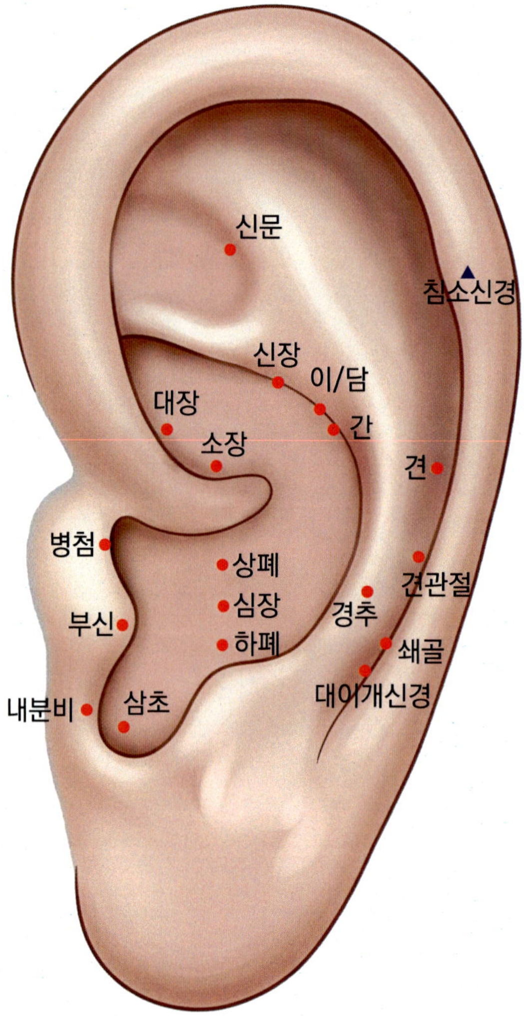

첩압점

견, 견관절, 쇄골, 대이개신경, 신문, 신장, 간, 이/담(우측 귀), 폐, 대장, 심장, 소장, 병첨, 부신, 내분비, 삼초, 경추, 침소신경

17) 경추디스크(추간판탈출증)

경추(목뼈) 사이에 있는 물렁뼈(디스크)의 일부 또는 척추뼈에서 생긴 골극(노화된 디스크가 납작해진 후 뼈끝이 가시처럼 돋아난 부분)이 양쪽 어깨나 팔, 손으로 가는 신경을 눌러 발생하는 척추질환이다. 컴퓨터나 스마트폰을 장시간 사용하거나 구부정한 목 상태로 오래 앉아 일하는 나쁜 자세가 목근육과 뼈에 스트레스를 주고, 이것이 장기화되면서 근육과 인대의 손상은 물론 목뼈 구조에도 이상을 가져와 경추디스크가 발생할 수 있다.

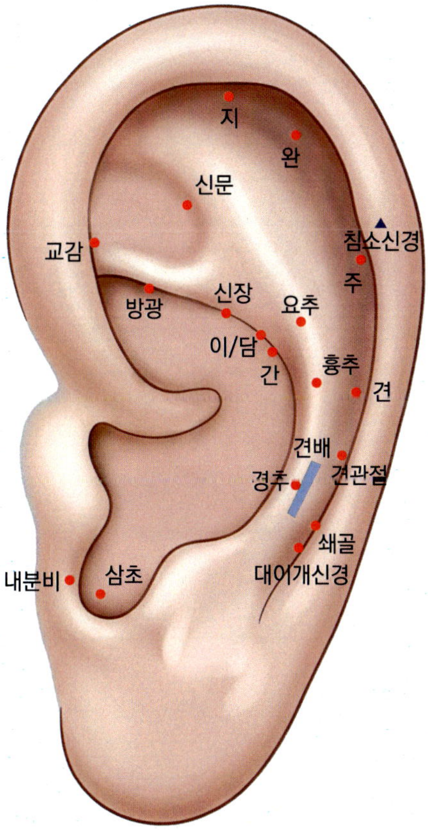

첩압점
신문, 신장, 간, 이/담(우측 귀), 경추, 흉추, 요추, 견배, 지, 완, 주, 견, 견관절, 쇄골, 대이개신경, 침소신경

18) 좌골신경통(坐骨神經痛)

좌골신경은 인체 최대의 신경다발로, 엉덩이에서부터 허벅지 뒤쪽을 지나 종아리를 거쳐 발끝까지 분포되어 있다. 좌골신경통은 삼차신경통과 함께 가장 많이 볼 수 있는 말초성신경통으로, 좌골신경이 여러 원인으로 압박, 손상, 염증 등이 발생하면 좌골신경과 관련된 부위인 대퇴부, 종아리, 발 등을 따라 통증이 나타난다. 또한 요천추신경과 관련된 추간판탈출증이나 척추관협착증이 증상의 원인이 되기도 한다.

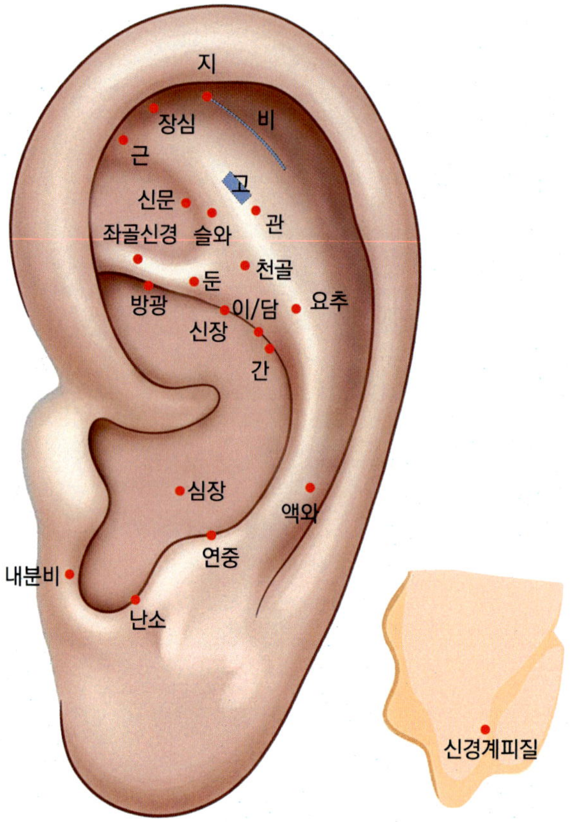

첩압점

신문, 좌골신경, 둔, 신장, 방광, 지, 근, 장심, 슬와, 관, 고, 비, 천골, 간, 이/담, 요추, 신경계피질

19) 비장근경련(腓腸筋痙攣 - 쥐가 난 것)

근육경련은 운동 중에 자주 발생하는 것으로, 근육이 갑자기 강하게 수축하여 통증을 호소하는 상태다. 종아리(비복근)에서 일어나기 쉽고 흔히 '쥐가 났다'라고 표현한다. 정확한 원인은 알려져 있지 않지만, 과도한 근육 사용으로 근육 내 젖산 및 대사 물질의 축적, 많은 땀으로 인한 혈액과 근육 주위 식염의 손실, 흥분이 계속되어 근수축이 일어나는 경우, 비타민B1의 소실, 근육이 차가워지는 경우에 발생할 수 있다. 운동 중 근육 속에는 신체 다른 기관보다 많은 양의 혈액과 산소가 필요하지만, 수분이 부족해서 원활하게 혈액 공급이 이루어지지 않아 발생할 수도 있다.

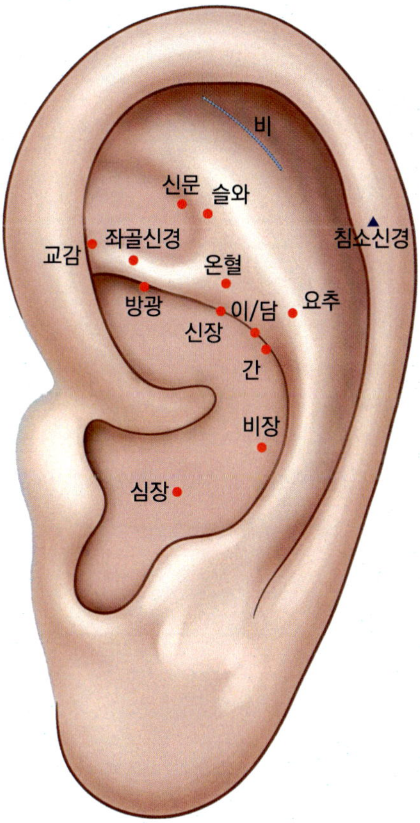

첩압점
간, 이/담, 심장, 신장, 방광, 좌골신경, 비장, 온혈, 교감, 신문, 침소신경, 비, 슬와, 요추

20) 이명(耳鳴)

이명은 외부 소리 자극 없이 신체 내부에서 들리는 청각감을 말하며, 매미울음소리, 물소리 등과 같이 들린다. 원인은 여러 질병에서 오는데, 중이염, 고막천공, 삼출성중이염, 중이내이소골경화, 내이염, 메니에르증후군 등 질병이 있는 환자에게 생길 수 있다. 두경부동맥류, 동정맥기형, 청신경종양, 뇌종양, 중추신경변병 같은 질병이 있는 경우에도 이 증세가 나타날 수 있다.

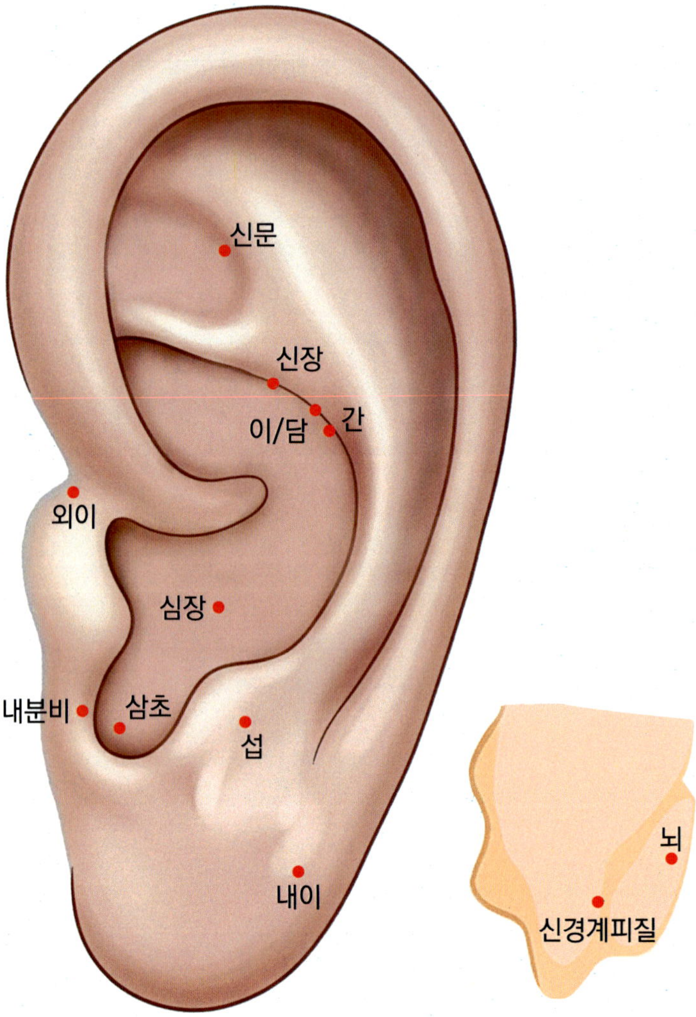

첩압점
신장, 심장, 간, 이/담, 섭, 내분비, 외이, 내이, 삼초, 신문, 뇌, 신경계피질

21) 메니에르증후군(內耳眩暈症 – 내이현운증)

어지럼증을 일으키는 귀의 원인으로는 전정기관 안에 이석이 떨어져 나와 발생하는 것과, 내이의 림프액 압력이 높아져 발생하는 것이 있다. 또한 몸의 평형을 담당하는 전정신경의 염증으로 인한 것도 있다. 심한 어지럼증과 구역질, 구토, 난청, 이명, 두통, 설사, 뒷목경직, 청력손상 등의 증상을 가져온다.

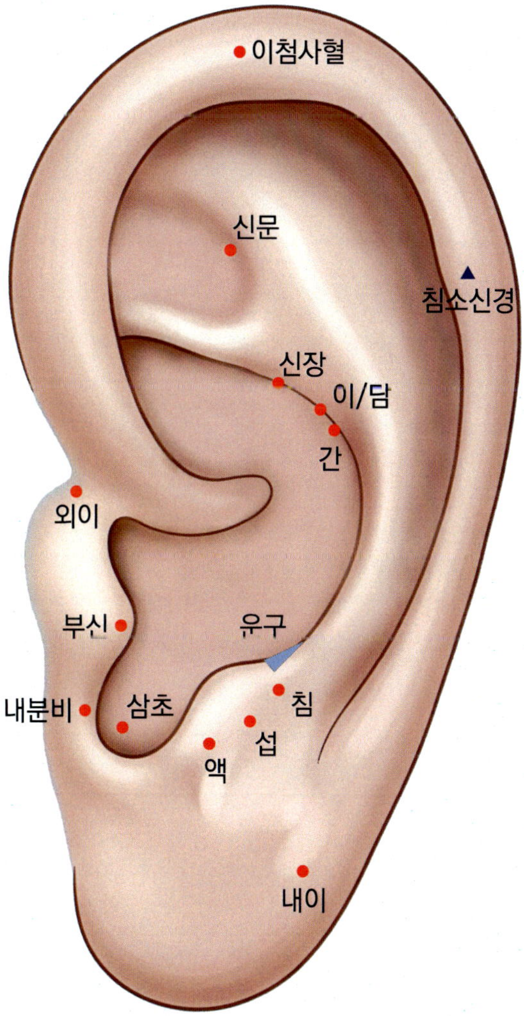

첩압점
신장, 간, 이/담(오른쪽 귀), 삼초, 내이, 외이, 섭, 침, 액, 운구, 내분비, 부신, 신문, 이첨사혈, 침소신경

22) 여드름

여드름은 선천적인 소질과 성호르몬의 작용에 의한 피지분비과다로 인해 모공 밖으로 배출되지 못한 피지가 막히면서 세균이 감염되어 염증을 일으키는 질환이다. 남성호르몬의 작용, 유전력, 모낭의 세균증식, 정신적·육체적 스트레스, 화장품 오남용, 잘못된 세안 등 복합적인 요인들로 인해 발생한다. 근본적으로는 오장육부의 불균형에서 생긴다고 볼 수 있다.

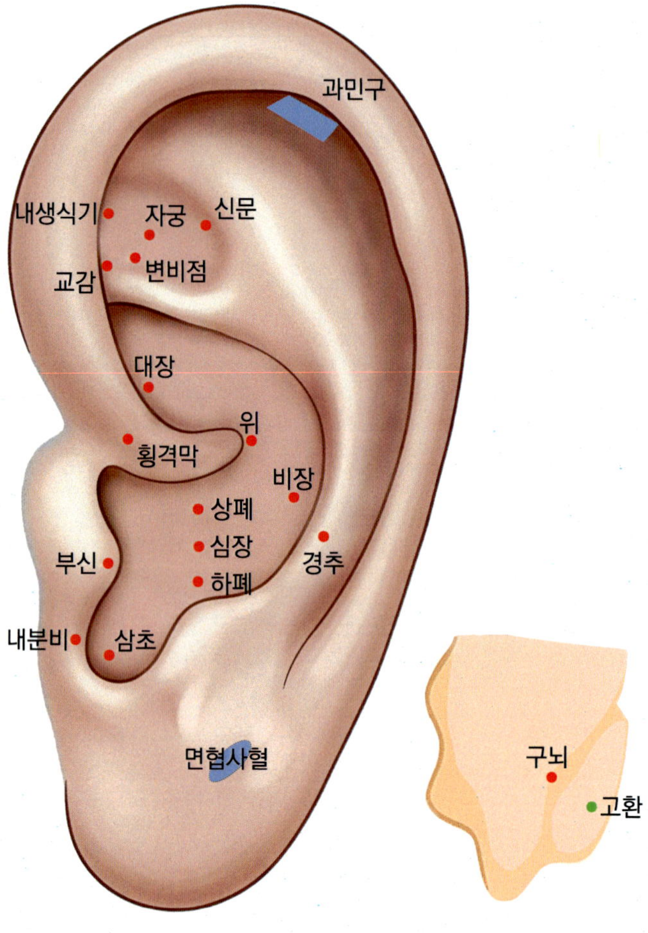

첩압점

과민구, 신문, 교감, 변비점, 횡격막, 폐, 대장, 비장, 위, 부신, 내분비, 삼초, 구뇌, 면협사혈

- 여성일 경우: 내생식기, 자궁
- 남성일 경우: 고환

23) 아토피성피부염

아토피 체질인 사람에게 생기는 습진 모양의 피부병변으로, 증상이 만성적으로 나타나는 것이 특징이다. 10년 이상 지속되는 경우가 많고, 가려움증이 동반되면 발진이 생겨 진물이 난다. 팔, 다리, 목과 같이 살이 접히는 부분에 이러한 증상이 더욱 심하게 나타나며, 특히 야간에 더 심해 잠을 자지 못해 만성피로에 시달리는 경우가 많다.

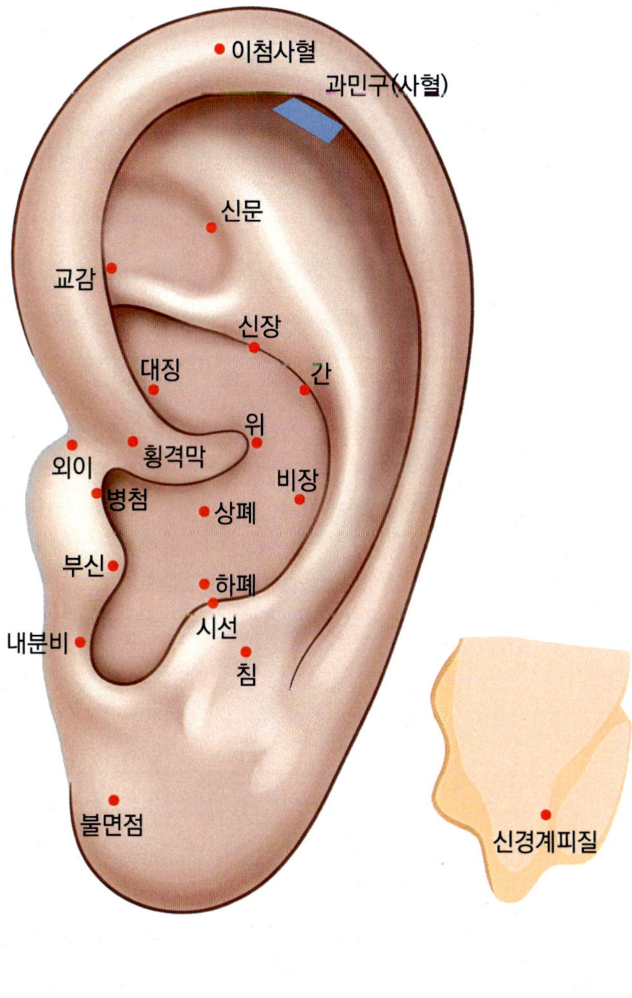

첩압점

신문, 교감, 신장, 간, 대장, 횡격막, 위, 외이, 병첨, 부신, 내분비, 시선, 침, 폐, 비장, 과민구, 이첨·상응부위사혈

24) 구안와사(안면신경마비)

갑자기 한쪽 얼굴이 삐뚤어지고 마비되어 눈을 완전히 감을 수 없고, 식사 시 음식물을 흘리게 되기도 한다. 안면신경마비는 한방에서 구안와사, 와사풍 등으로 불리며, 성별이나 연령에 관계없이 발생한다. 노인뿐만 아니라 어린이와 임산부에게서도 나타난다.

한의학에서 밝히는 안면마비, 구안와사 증상의 원인

1. 풍한	찬바람(감기, 선풍기/에어컨 바람, 차 창문을 열어놓고 달린 후, 찬바닥이나 야외에서 자고 나서 생기는 경우 등)이 가장 많은 원인이다.
2. 기허, 혈허	과로로 인해 생기거나, 만성위장질환이나 소모성질환을 앓은 후 기혈이 손상되어 생기는 경우이다.
3. 칠정상이나 사려과다	스트레스나 과도하게 신경을 많이 써서 생기는 경우이다.
4. 어혈	기혈이 잘 순환하지 않아 생기는 경우로, 외상도 포함된다.
5. 갑작스러운 놀람	주로 소아에게 잘 생기며, 드물게 청장년에게도 생긴다.
6. 출산전후	기혈이 부족하여 생기는 경우로, 특히 임신 기간 동안에는 주의해야 한다.
7. 과음이나 과식	과다한 음주나 식사로 간기와 비기가 손상되어 나타난다.
8. 외상성	교통사고나 머리 또는 안면부 타박으로 인해 생기는 경우이다.
9. 신경성	주로 뇌졸중으로 인한 대뇌피질의 출혈 및 병변으로 인한 경우이다.
10. 감염성	외이도염, 중이염, 유양돌기염, 대상포진, 뇌막염, 회백수염, 볼거리, 나병, 말라리아, 매독, 경화증, 결핵, 보튤리눔독소증, 라임병, 수두, 단핵세포증가증 등으로 인한 경우가 보고되고 있으며, 이 중 중이염과 대상포진으로 인한 경우가 가장 많다. 구안와사는 감염으로도 발생할 수 있다.
11. 유전성	흔하지는 않으나 가끔 가족력을 보이기도 한다.

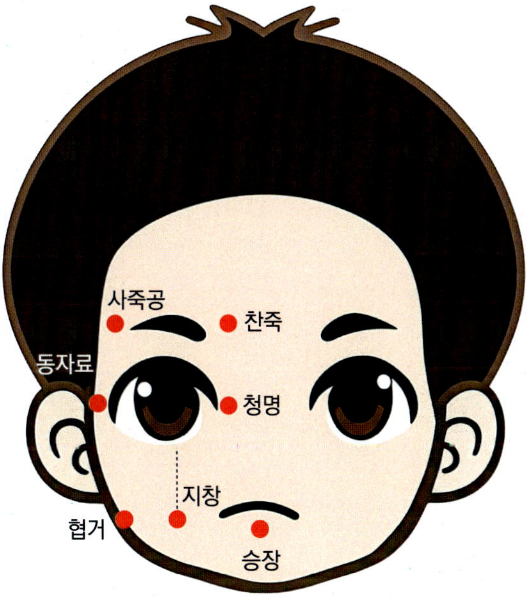

목
뒤 - 경추
측면 - 귀밑쪽

눈썹
안쪽 - 찬죽
바깥쪽 - 사죽공

눈
안쪽 - 청명
바깥쪽 - 동자료

입술아래
승장

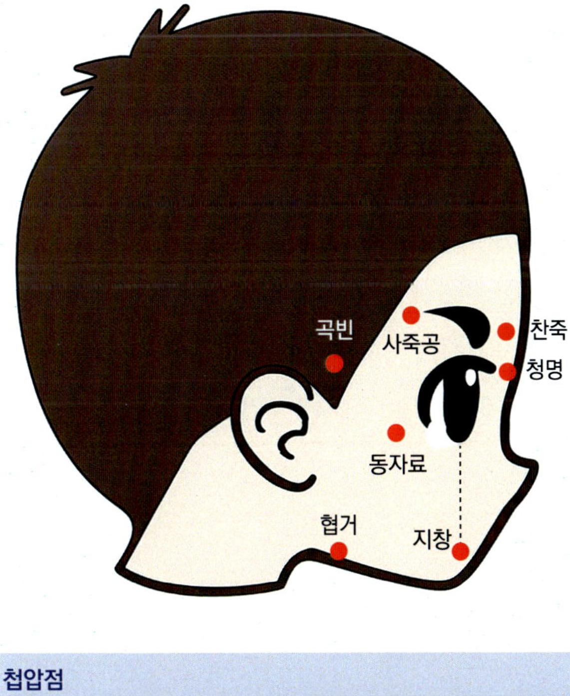

입술 옆
지창

귀 하부와 얼굴이 맞닿는 곳
협거

위의 혈자리를 자주 마사지하면 얼굴의 뭉친 혈을 풀어주고 눈을 맑게 하며 건강한 피부를 유지할 수 있다.

첩압점

신문, 교감, 신장, 이/담, 간, 방광, 대장, 소장, 위, 입, 부신, 내분비, 삼초, 심장, 폐, 비장, 뇌, 뇌간, 침, 액, 구뇌, 신경계피질, 심혈관계피질, 외이, 내이, 삼차신경, 상·하악, 상·하합, 설, 눈, 면협, 쇄골, 이첨, 침소신경.
뺨에 첩압해도 좋다. 귀 뒤 이배강압구는 혈압이 어떤지 물어보고 첩압한다.
이배간, 간혈을 쓰고 교감을 사용해도 되지만, 부신혈을 쓰는 것도 좋은 방법이다.

25) 대상포진

대상포진은 바이러스가 척수신경절에 잠복해 있다가 면역력이 떨어졌을 때 발병한다. 통증을 동반하는 띠 모양의 수포가 발생하는 질환이다.
20~30대의 젊은 층에서도 발생하지만 주로 50대 이상의 성인에게서 발병하며, 과로, 스트레스, 항암치료, 방사선치료 등으로 면역저하가 있는 환자에게서 위험도가 높아진다.

등, 가슴, 얼굴, 팔, 다리에서 발생하며, 처음에는 통증이나 가려움증으로 시작해 2~3일 후 바이러스가 침범한 신경이 분포한 부위를 따라 물집이 생긴다. 이와 함께 갑자기 쿡쿡 쑤시는 발작성통증과 옷이 스치기만 해도 아픈 이질통이 발생한다. 증상에 따라 감각이 둔해지는 지각저하증상이 나타나고, 팔이나 다리에 발생한 경우에는 힘이 빠지는 운동기능저하가 동반되기도 한다. 안면부를 침범한 경우에는 안면마비, 청력저하, 시력장애 등이 나타날 수 있다.

가장 중요한 것은 대상포진후신경통으로 진행되지 않게 하는 것이다.
대상포진후신경통은 완치가 어렵지만, 극심한 만성통증으로 악화되는 것을 줄이기 위해 적극적인 치료가 필요하다. 대상포진 증상을 감소시키고 대상포진후신경통(대상포진 발병 이후 1~3개월 후에도 통증이 지속되는 만성통증 상태)으로의 이환을 예방하기 위해 교감신경 치료가 필요하며, 대상포진이 침범한 척수신경절을 치료한다.

한의학에서는 주로 요부 및 요늑간에서 발생한다고 하여 전요화단, 전요단, 화단, 시관창, 전요룡, 지주창이라 칭한다.

첩압점: 신문, 교감, 늑골, 흉, 폐, 대장, 비장, 이/담(우측 귀), 과민구, 이첨, 흉추

Ⅳ. 대장 게실질환

게실은 내부에 공간이 있는 장기(위, 소장, 대장 또는 담낭, 방광 등)의 바깥으로 비정상적으로 돌출한 작은 주머니를 말한다. 게실은 위장관 중에서도 특히 대장에 많이 나타나는데, 대장 게실은 대장벽이 바깥쪽으로 둥근 주머니 모양으로 튀어나오는 질환이다.

게실이 여러 개 있을 때를 게실증이라 하고, 튀어나온 주머니 안으로 변과 같은 오염물질이 들어가 염증을 일으키는 것을 게실염이라고 한다. 오른쪽 하복부 통증이 맹장염을 떠올리게 하듯, 왼쪽 하복부 통증은 게실염을 생각하면 된다.

주된 증상은 왼쪽 아랫배의 통증, 오한, 때때로 나타나는 열, 헛배부름, 구역실, 설사나 변비 등이다. 심한 경우에는 결장벽에 천공, 파열, 궤양, 출혈 등이 나타나며, 결장벽이 파열된 경우 인공항문성형술을 해야 할 수도 있다.

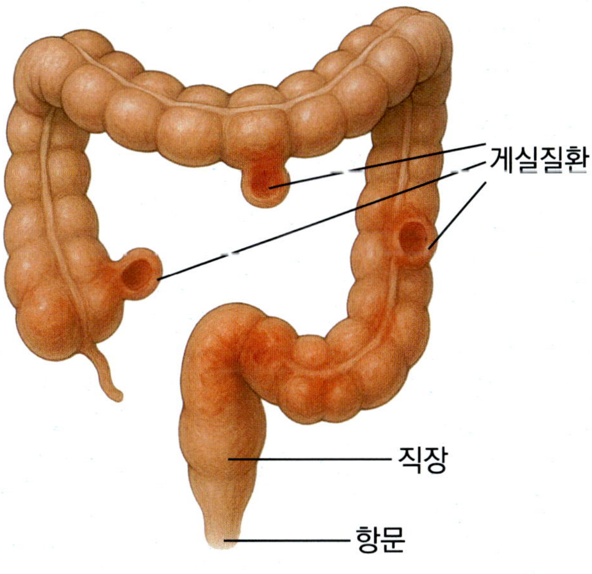

예방 음식

과일·채소 등 고섬유질 음식들을 많이 섭취해야 대장 질환과 대장 게실을 예방하는 데 도움이 된다. 규칙적인 유산소 운동(걷기, 조깅, 수영, 자전거 타기 등), 카레를 자주먹고 마늘, 양파등을 섭취한다.

제4장

귀와 전신 신경계의 비밀 지도

: 이혈 분포의 완성

귀와 전신 신경계의 비밀 지도 : 이혈 분포의 완성

Ⅰ. 이수(耳垂)

귀의 귓불을 말하며 얼굴에 해당한다.

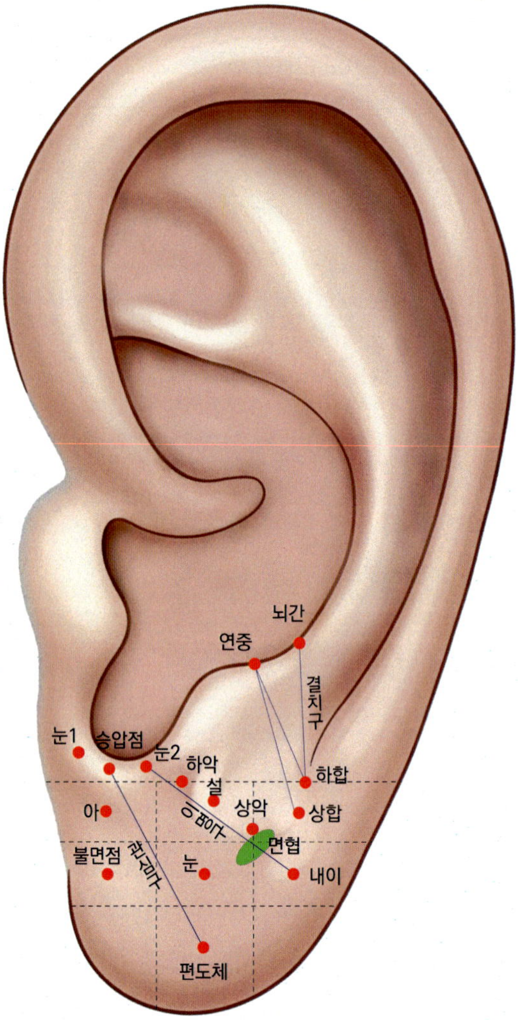

찾는 법 : 승압점 밑 이수를 9등분 한다

아(牙), 설(舌), 상·하합(上·下頷), 상·하악(上·下顎), 불면점(不眠点), 눈(眠), 내이(內耳), 편도체(扁桃体), 눈1·눈2, 승압점(昇壓点), 관심구(冠心溝), 이명구(耳鳴溝), 결치구(缺齒溝), 면협(面頰)

■ 아(牙) : 이수를 9개로 나눈 1지점 중앙

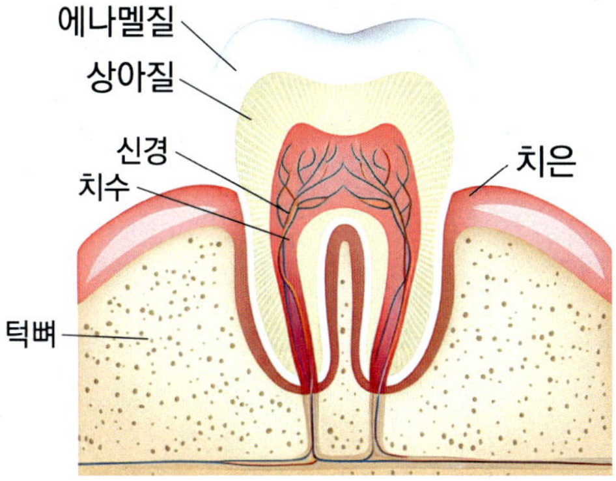

치아에 해당하며, 치통, 치주염, 치조골염, 치조농루 등 치과질환의 통증을 진정시키고 멈추게 하여주며 발치할 때 마취 점으로 사용한다.

■ 하악(下顎) : 이수를 9개로 나눈 2지점 가로 윗선의 앞쪽으로 1/3지점

■ 상악(上顎) : 이수를 9개로 나눈 2지점 우측 세로선의 아래부터 1/4 지점

상악은 위턱, 하악은 아래턱에 해당한다. 이곳에는 신경 중 가장 굵은 5번 뇌신경인 삼차신경과 7번 안면신경이 흐르는데 대부분이 운동신경으로 안면의 표정근을 지배하는 신경이 흐른다.

치통, 치주염, 잇몸출혈, 턱관절염, 관자놀이 문란, 아래턱림프절염, 이하선염, 안면신경마비, 삼차신경통 등에 사용된다.

■ 상합(上頷) : 이수를 9개로 나눈 3지점 중앙

■ 하합(下頷) : 이수를 9개로 나눈 3지점 윗선 중간점

상합은 입천장 쪽, 하합은 입속 아래쪽에 해당하며, 입술염, 입술포진, 구내염, 치통, 치주염, 잇몸출혈, 삼차신경통, 관자놀이 턱 관절염·문란 등에 사용한다.

■ 설(舌) : 이수를 9개로 나눈 2지점 상악과 하악의 중간

혀에 해당하며 혀의 이상은 심장에 이상이 생긴 것과 직결되는데 설혈을 취함으로 마음을 진정시켜 편안하게 해준다. 설염, 혀 부위 궤양, 설태, 신경성실어, 언어장애 등에 사용한다.

■ 불면점(不眠点) : 이수를 9개로 나눈 4지점 중앙

신경쇠약을 진단·치료하는 혈로 불면증, 다몽(多夢 - 꿈이 많고 숙면을 취하지 못하는 증세), 신경쇠약, 히스테리, 우울증 등에 사용한다.

■ 눈(眼) : 이수를 9개로 나눈 5지점 중앙

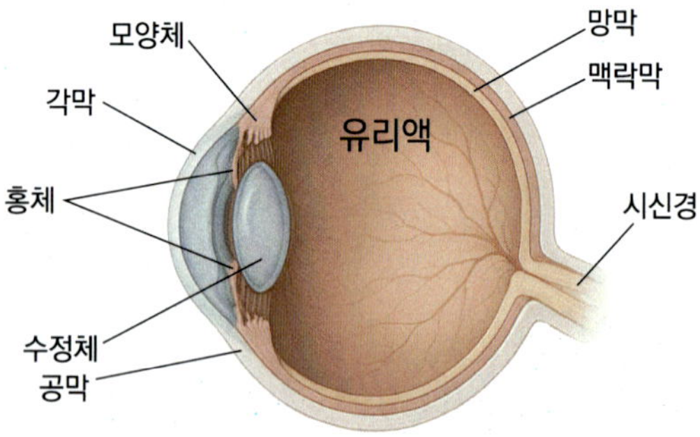

눈은 음양오행에서 간과 직결되는데 눈혈을 취함으로 열을 내리게 하고 간 기능을 향상시켜줌으로 눈을 맑게 해준다.
눈의 피로, 눈충혈, 근시, 난시, 급성결막염, 만성결막염, 다래끼, 야맹증, 눈물샘염, 백내장, 시신경위축 등 각종 눈의 질병에 사용한다.

■ 내이(内耳) : 이수를 9개로 나눈 6지점 중앙

내이는 음양오행에서 신장과 직결되며 귀의 이상은 신장의 이상과도 밀접한 관계를 가진다. 내이의 혈을 취함으로 8번 뇌신경인 청신경을 원활하게 하여 귀가 맑고 잘 들리게 하고 어지러운 것을 멈추게 해준다.
이명(귀울림), 이롱(청력감퇴), 중이염, 메니에르증후군(내이어지럼증), 내이염 등에 사용하는 혈이다.

■ 편도체(扁桃体) : 이수를 9개로 나눈 8지점 중앙

편도선에 해당하며 임파조직이 모여 있어 외부의 병균이자 세균으로부터 1차 방어막 역할을 수행한다. 편도선염은 감기 등으로 인한 경우와 만성적인 체질로 인한 경우가 있으며 고열을 동반한다.
급성편도선염, 인후염 등에 사용한다.

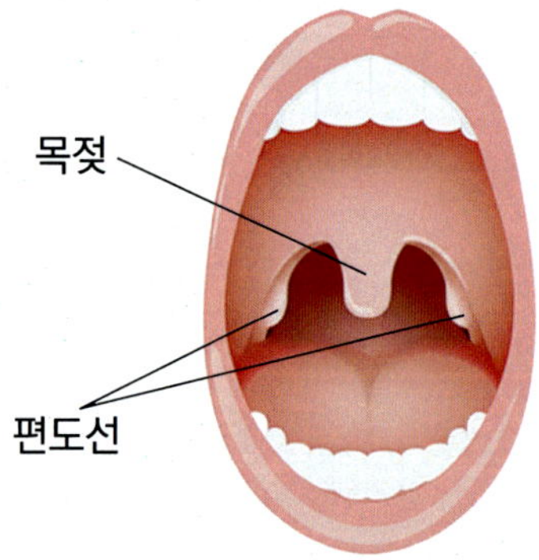

■ **관심구(冠心溝) : 승압점에서 편도체까지 이어진 선**

관심병(관상동맥질환), 부정맥을 진단하는 특정 구역이다.

■ **이명구(耳鳴溝) : 눈2에서 내이까지 이어진 선**

이명(귀울림), 이롱(청력하강)을 진단하는 특정 구역이다.

■ **결치구(缺齒溝) : 연중이나 뇌간에서 상·하합까지 이어진 선**

결치를 진단하는 특정 구역이다.

■ **면협(面頰) : 이수를 9개로 나눈 3, 5, 6지점의 교합처**

7번 뇌신경인 안면신경과 5번 삼차신경(삼차신경은 안신경, 상악신경, 하악신경으로 나뉜다)이 안면에 흐른다. 대부분 운동신경으로 안면의 표정근을 지배한다.
안면신경마비, 얼굴근육경련, 삼차신경통, 얼굴부위피부병, 여드름, 얼굴 미용에도 사용하며 얼굴의 부종, 뭉친 것을 풀리게 하여 통증을 멈추게 한다.

■ **승압점(昇壓点) : 이병과 대이병이 만나는 곳의 아래점**

저혈압(혈압이 80/60mmHg 이하)을 진단·치유하는 혈이다.

■ **눈1(目1) : 승압점 바로 옆 이병 쪽**

눈은 뇌신경 중 2번 시신경(시각을 담당하는 신경), 3번 동안신경(움직이는 안구를 지배하는 운동신경), 4번 활차신경(안근의 상사근만을 지배하는 운동신경)의 지배를 받는다.
녹내장, 백내장, 홍막결상체염(홍막: 눈에 들어오는 빛을 조절하는 곳으로 굴광이 바르지 않은 병), 근시, 난시, 원시, 침침한 눈에 사용한다.

■ **눈2(目2) : 승압점 바로 옆 대이병 쪽**

눈의 급성질환에 주로 사용되는 혈로서 급성결막염, 만성결막염, 다래끼, 각종 전염성눈병 등에 사용한다.

II. 대이병(對耳屛) 바깥

이수 위로 올라온 곳으로, 이병의 반대편 대칭점에 비스듬히 위치해 있으며 뇌와 머리에 해당한다.

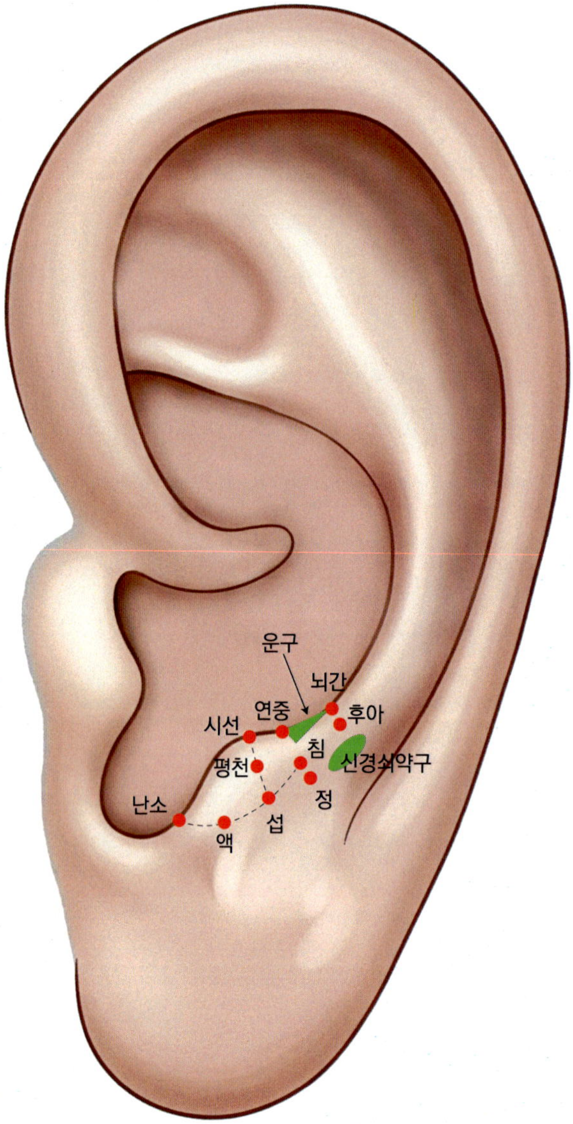

시선(腮腺), 난소(卵巢), 뇌간(腦干), 후아(喉牙), 연중(緣中), 섭(攝), 평천(平喘), 액(額), 침(枕), 정(頂), 운구(暈區), 신경쇠약구(神經衰弱區)

■ 시선(腮腺) : 대이병 봉우리의 가장 높은 지점

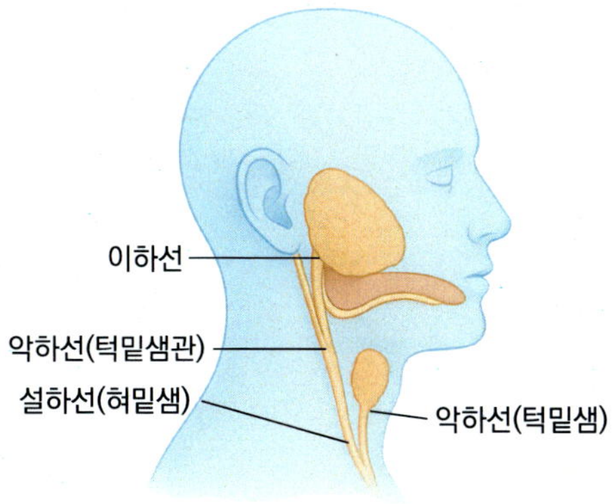

구강 안에 있는 세 개의 침샘 가운데 가장 큰 이하선에 해당하며, 침이 입안에서 음식물과 섞여 소화되기 쉬운 상태로 만들어 주는 역할을 한다. 이곳을 취하면 혈액순환을 촉진해 독소를 배출하고 열을 내려 가려움을 진정시키고 멈추게 한다. 볼거리, 이하선염, 신경성피부병, 피부가려움증, 난관염, 전립선염, 정관염 등에 사용하는 혈이다.

■ 난소(卵巢) : 시선에서 이병 쪽으로 가장 낮은 지점

난소는 내분비계통의 혈위로, 호르몬 분비에 관여하여 정상적인 성장과 발육, 생식, 생리기능이 유지되도록 하며 부인과질환에 주로 사용된다.
생리불순, 난소염, 부건염(자궁근육의 염증), 불임증, 난소물혹, 기능성자궁출혈(자궁내막에 다른 병변이 없이 출혈이 나타나는 것, 난소기능이상에 기인) 등에 사용되는 혈이다.

■ 뇌간(腦干) : 대이병과 대이륜이 만나는 코너 지점

뇌간은 뇌의 하부에 있는 뇌줄기에 해당하며, 생명활동의 기본적인 지각, 의식, 생명유지에 중요한 역할을 담당하고 이것을 토대로, 대뇌로 연결시켜 주는 기능을 한다.
뇌를 이롭게 하는 혈로, 열을 내리고 중풍의 예방 및 치료, 간질, 정신분열증, 노이로제, 기관지염, 저열증(피가 부족해서 발병) 등을 진정시키는 데 사용하는 혈이다.

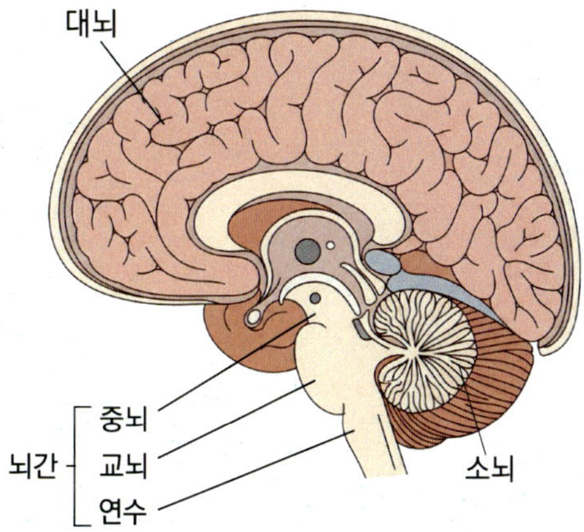

■ 후아(喉牙) : 뇌간 바로 밑 지점

목구멍과 치아에 해당하는 혈로, 각종 인후병, 치통, 성대질환에 사용한다.

■ 연중(緣中) : 시선과 뇌간의 가운데 지점

연중혈은 시상하부의 뇌하수체에 해당하는 대표 혈로서, 호르몬 분비를 조절하여 면역력이나 몸의 항상성이 유지되도록 하는 데 중요한 역할을 한다.

뇨붕증, 양위, 전간, 정신분열증, 뇌진탕후유증, 불면증, 내분비기능이 흐트러진 부인과병증인 폐경, 월경불순 등에 사용된다. 또한, 뇌하수체 기능 이상으로 인한 질병인 난쟁이병, 당뇨병, 수체종양, 오줌사태, 유뇨증, 시한증후군(산후과다출혈로 산모의 혈액 부족은 뇌하수체를 손상시켜 내분비계를 조절하는 능력을 상실함으로 호르몬 분비가 균형을 잃어 수유장애, 무월경, 유방축소, 치모와 액모의 소실, 갑상선기능저하증, 부신피질결핍증 등이 생기며 그에 따른 많은 동반 증상들이 생긴다)에도 사용된다. 출혈성 질병인 변혈, 월경과다, 기능성자궁출혈에도 유용하게 사용된다.

■ 평천(平喘) : 시선과 섭혈을 3등분하여 시선 쪽 1/3지점

평천혈은 담을 풀어 열을 없애고 기침을 멈추게 하여 숨쉬는 것을 평안하게 해준다.

주로 천식을 진단하고 치료하는 혈이며, 호흡곤란이나 천식에 사용한다.

■ 섭(攝) : 시선에서 바깥쪽으로 직 하방으로 내려온 지점

섭혈은 측두엽에 해당하며, 측두엽에는 청각피질이라 부르는 청각조절중추가 있어 소리를 잘 들리게 한다. 관자놀이 옆머리에 해당하며, 눈을 밝게 해주고 굴광을 바르게 해주는 명목작용과 편두통, 이명, 청력감퇴 등에 사용한다.

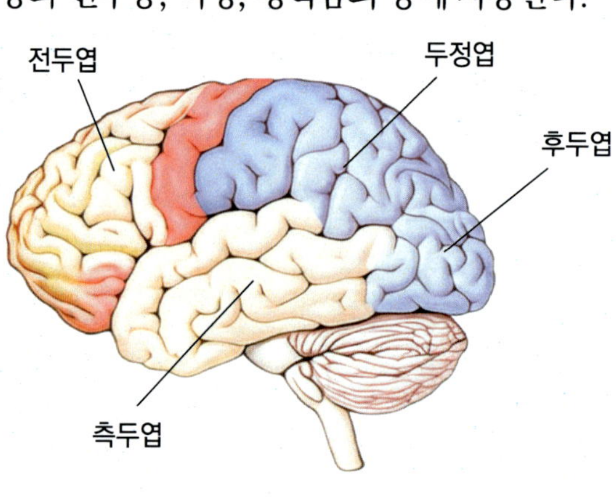

■ **액(額) : 난소와 섭혈의 중간지점**

뇌의 전두엽(이마)에 해당하며, 열을 내려 통증을 없애고 정신을 안정시켜 진정시켜 준다. 전두통, 머리가 무거운 증상, 기억력감퇴, 집중력저하, 건망증, 치매, 산만함, 우울증, 다면증, 어지럼증, 고혈압 등에 사용하며, 눈을 밝게(명목작용) 한다.

■ **침(枕) : 섭혈과 뇌간의 중간지점**

뇌의 후두엽(뒷머리)에 해당하며, 뇌에 맑은 기운을 상승시켜 맑은 혈액을 공급함으로써 뇌신경이 원활하게 작용하도록 돕는다. 이로 인해 눈이 밝고 잘 보이며(명목작용), 귀가 잘 들리게 하고 어지러운 것을 멈추게 한다.

내이현운증, 뇌동맥경화로 뇌에 혈액 공급이 부족해 발생하는 어지럼증, 자율신경문란 및 고혈압으로 인한 어지럼증 등을 멈추게 한다. 또한 기침, 천식, 가려움증, 통증, 구토, 설사, 후두통, 고혈압 등을 치료한다. 간질, 얼굴근육경련을 치료하고 놀란 것을 진정시켜 마음을 안정시키는 작용을 한다. 침침한 눈을 밝게 해주고 굴광을 바르게 해준다.

■ **정(頂) : 침혈 바로 아래 지점**

뇌의 두정엽(정수리)에 해당하며, 정수리두통, 신경쇠약, 노이로제, 현훈(眩暈: 뇌출혈로 인한 현기증) 등에 사용하는 혈이다.

■ **운구(暈區) : 연중과 침혈 중간지점에서 다시 뇌간까지의 지점**

어지럼증을 진단하고 치유하는 혈로, 뇌에 맑은 혈액을 잘 공급하여 뇌신경이 원활하게 작용하도록 함으로써 어지럼증을 멈추게 한다. 빈혈, 멀미 등 어지럼증에 사용하는 혈이다.

■ **신경쇠약구(神經衰弱區) : 침혈과 정혈의 바깥 대이륜 아래 연골**

이곳을 취하면 습을 소통시켜 맑은 기운을 위로 올려줌으로써 정신을 안정시킨다. 신경쇠약치료에 효과가 크며, 신경쇠약으로 잠이 늦게 드는 증상에 사용한다. 귀 앞 신경쇠약구혈과 귀 뒤 신경쇠약구혈은 숙면에 유리한 혈로, 두 혈을 같이 자극하면 효과가 더욱 증대된다.

Ⅲ. 대이병(對耳屛) 안쪽

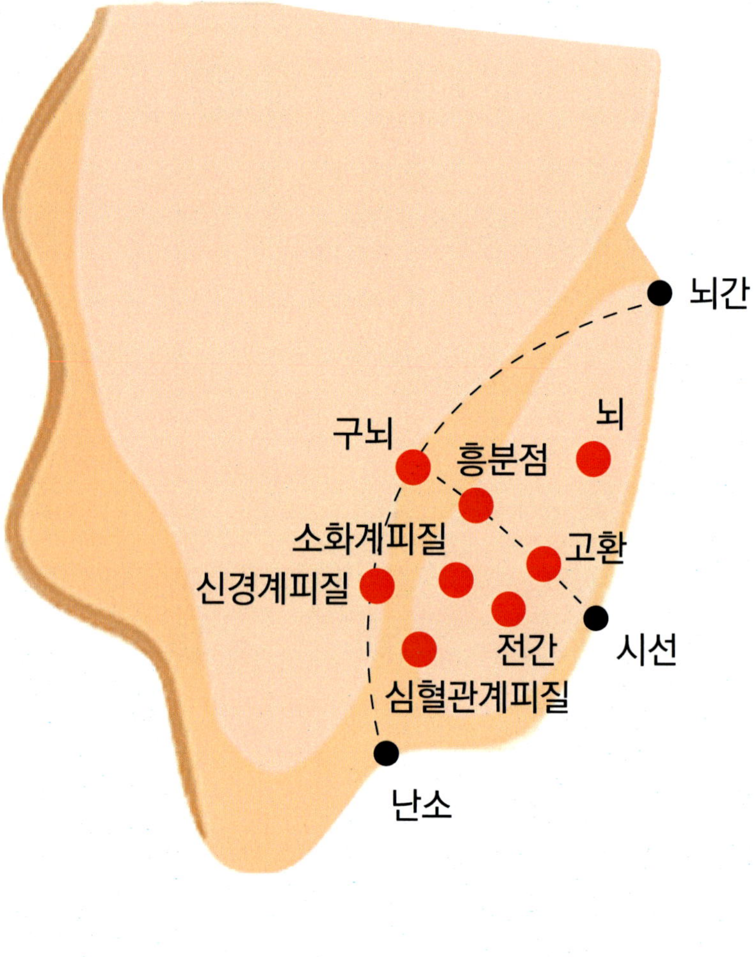

구뇌(丘腦), 흥분점(興奮点), 고환(睾丸), 신경계피질(神經系皮質), 소화계피질(消化系皮質), 심혈관계피질(心血管系皮質), 전간(癲癇), 뇌(腦)

■ 구뇌(丘腦) : 시선에서 대이병 안쪽으로 직선으로 내려 이갑강과 만나는 곳

구뇌는 간뇌의 시상하부에 해당하며, 자율신경의 중추로서 정서 조절에 큰 영향을 미친다. 식욕, 성욕, 수면욕과 같은 인간의 욕구를 조절하고, 면역력이나 체온조절 기능도 있어 우리 몸의 항상성을 조절하는 중요한 역할을 한다.

물과 염분을 조절하여 단순성비만증과 수종을 치료한다. 또한 호르몬조절작용을 통하여 내분비계질환에도 사용한다.

■ 흥분점(興奮点) : 시선과 구뇌를 3등분하여 구뇌 쪽 1/3 되는 지점

흥분점은 대뇌피층(뇌를 덮고 있는 뇌 표면)에 일정한 작용을 하여 흥분작용을 하도록 한다. 늦잠을 자는 증세, 비만증, 내분비 및 성기능 개선(양위, 폐경), 야뇨증 등에 사용되는 혈이다.

■ 고환(睾丸) : 시선과 구뇌 사이를 3등분하여 시선 쪽 1/3되는 지점

고환혈을 취함으로써 열과 습한 것을 제거해 신장을 더욱 좋아지게 하고 사정관의 근육을 튼튼하게 한다. 발기불능, 불임, 고환염, 부고환염, 정낭염, 전립선염 등을 치료하는 혈이다.

■ 신경계피질(神經系皮質) : 구뇌와 난소 사이 중간점

신경계피질은 대뇌피층 중 신경계에 작용한다.

대뇌피층의 흥분과 억제 기능을 조절하며, 신경계통질환(신경쇠약, 자율신경기능문란, 노이로제, 정신분열증 등), 두뇌발육촉진, 뇌진탕후유증 등에 사용되는 혈이다.

■ 소화계피질(消化系皮質) : 대이병 안쪽 이병 쪽 중앙점

대뇌피층에서 소화기 기능을 조절하여 소화기계통질환(위염, 소화불량, 위 및 십이지장궤양, 메스껍고 토하는 증세, 배가 붓고, 설사, 변비 및 간담질환)에 사용한다.

■ **심혈관계피질(心血管系皮質) : 신경계피질과 소화계피질의 바깥 이등변 삼각 지점**

대뇌피층에서 심혈관 기능을 조절하여 고혈압, 대동맥염, 혈전폐색성맥관염, 동맥경화, 부정맥, 레이노병(손발 등이 추운 곳에서 수축을 일으켜 혈액순환장애를 일으키는 병) 등에 사용되는 혈이다.

■ **전간(癲癎) : 소화계피질과 고환의 가운데 점**

간질병(뇌전증이라는 용어로 변경 사용)이나 놀랐을 때 놀란 것을 풀어주는 혈이다.

■ **뇌(腦) : 대이병 안쪽 대이륜 쪽 부위**

뇌 전체를 관장하는 곳으로 대뇌, 소뇌, 뇌간으로 나누어진다.
뇌성질환, 치매예방, 유아경기, 뇌동맥혈액공급부족, 소뇌조절을 잃은 데(소뇌는 몸의 균형을 잡거나 미세한 운동을 조절하는 일을 담당), 간질, 다동증(소아주위충동적행동), 저능아, 간질, 자폐증 등에 사용되는 혈이다.

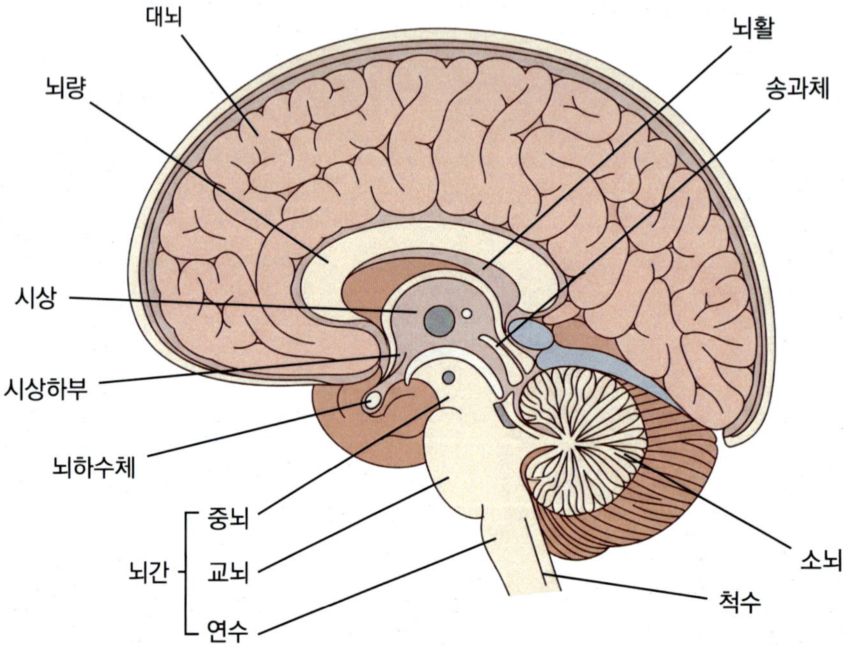

Ⅳ. 이병(耳屛) 바깥쪽

얼굴 쪽으로 두 개의 봉우리가 땅콩모양으로 돌기되어 있는 곳으로 외이, 외비, 부신에 해당한다.

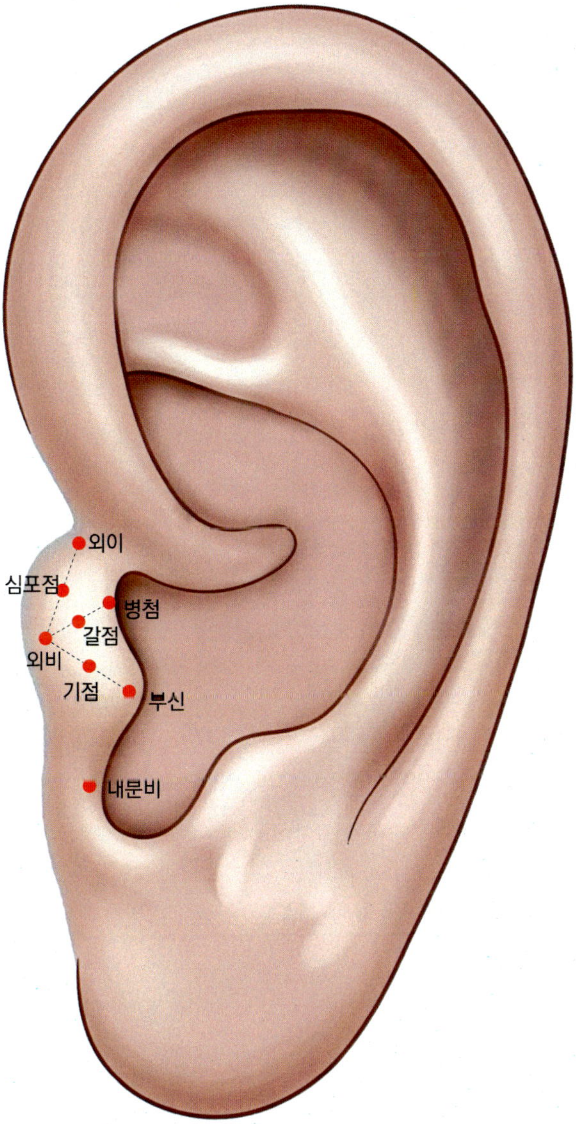

병첨(屛尖), 부신(副腎), 외비(外鼻), 기점(飢点), 갈점(渴点), 외이(外耳), 심포점(心包点), 내분비(內分泌)

■ 병첨(屛尖) : 두 개의 봉우리 중 위쪽 봉우리 끝

염증을 없애 열을 내리고 통증을 멈추게 하여 진정, 지통 작용을 한다. 특히 풍사로 인한 류마티스관절염, 근육통의 염증에 사용한다. 염증과 고열이 있을 때는 침자 사혈한다.

■ 부신(副腎) : 두 개의 봉우리 중 아래쪽 봉우리 끝

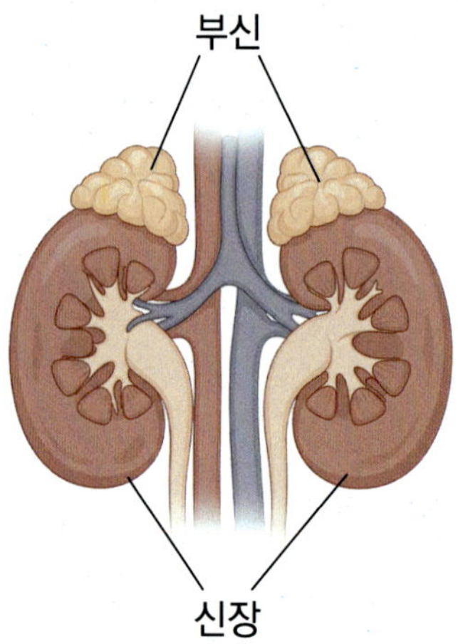

부신은 신장 위에 삼각형 모양으로 자리 잡고 있는 한 쌍의 호르몬 생성 기관이다.

부신은 수질과 피질로 이루어져 있으며 안쪽의 수질에서는 말초혈관의 수축과 혈압 유지에 중요한 역할을 한다. 바깥의 피질에서는 스트레스에 대처하기 위해 필요한 양의 호르몬을 분비하여 우리 몸의 항상성을 유지하는 데 도움을 준다.

부신 기능을 조절하고 부신 피질 기능이 문란하여 일으킨 에디슨병(부신피질 호르몬의 분비 부족으로 빈혈, 소화장애, 신경장애 따위가 나타나고 피부와 점막이 흑갈색이 되는 것), 쿠싱증후군(부신피질호르몬이 과다하게 분비되어 다모증, 골다공증, 근력저하, 성욕감퇴, 무월경, 고혈압, 적혈구 증가, 정신장애 및 피부의 출혈 경향 등이 나타남), 바제도우씨병(갑상선 기능 항진증), 비뇨생식계통질병 등에 사용하며 삼항작용(항과민, 항풍습, 항감염)으로 교원조직병(세포와 세포 사이의 류머티즘) 등의 풍습병과 과민성장염, 알레르기성비염, 천식 등의 과민성질병과 각종 염증성질병, 출혈성질병(월경과다, 기능성자궁출혈, 변혈 등)에 사용하며 혈관 수축 기능을 조절하므로 저혈압의 혈압을 올려주는 데 사용한다.

■ **외비(外鼻) : 병첨과 부신의 바깥 이등변 지점**

겉 코 부위 질환에 사용되는 혈로, 코의 부스럼 및 종기, 피지, 타박상, 멍들고 곪는 증상, 딸기코 등에 사용된다.

■ **기점(飢点) : 외비와 부신의 가운데 지점**

기점과 갈점을 취하면 10번 뇌신경인 미주신경을 자극하여 뇌가 공복감을 느끼지 않게 해주고, 인슐린과 위액 분비량에 변화를 주며 입맛을 바꾸어 식사량을 조절해 준다.

과식, 스트레스성 다식, 비만증 등에 사용하며 갑상선기능항진증 등에도 사용된다. 또한 식사를 기피하는 경우에도 사용하면 식사를 할 수 있게 돕는다.

■ **갈점(渴点) : 외비와 병첨의 가운데 지점**

갈점은 침이나 체액 분비를 촉진하여 갈증을 조절해 주는 혈이나. 음수량을 제한시켜 신경성다음, 당뇨병, 금연, 금주, 뇨붕증 등에 사용된다.

■ **외이(外耳) : 이병 위를 손으로 누르면 쑥 들어가는 지점**

외이는 귀 부위의 질병으로 인한 귀 윤곽의 동상, 피부병, 귀가려움증, 청력감퇴, 이명, 이통, 메니에르증후군(내이어지럼증)에도 사용되며, 편두통(족소양담경의 경락이 외이혈을 지나가며, 외이혈 자리에는 5번 뇌신경인 삼차신경의 분지가 있다)에도 효과가 있다.

■ **심포점(心包点) : 외이와 갈점의 가운데 지점**

심장을 싸고 있는 막인 심포, 곧 심낭은 심장에 열이 나는 것을 방지하는데, 이곳을 취하면 정신을 안정시켜 슬프거나 화난 마음을 가라앉혀준다.

심장과부하, 신경쇠약, 신경성으로 인한 심장질환 등 심장질환을 치료하는 주요 혈로 주로 사용된다.

■ 내분비(內分泌) : 이병이 끝나는 부분과 이갑강이 만나는 부분

내분비는 온몸에 흩어져 있는 여러 기관의 활동을 통합하고 조절하여 신체의 항상성을 유지하고 생식, 발생에 중요한 역할을 하는 호르몬을 생산, 분비하는 선이다. 특정 분비관을 가지고 있지 않아 혈관이나 림프관을 통해 이동하며, 신경계 및 순환계와 긴밀한 상관관계를 맺고 있다.

내분비기능이 문란하여 발생한 질병을 치료하는 혈로 갑상선기능항진증, 당뇨병, 오줌사태 등을 치료하며, 삼항작용(항풍습, 항감염, 항과민)을 통해 과민성질병, 풍습병, 교원조직병, 비뇨생식계통질병, 각종 염증성질병을 치료하는 데도 사용된다. 또한 흡수기능의 장애로 발생한 소화불량, 위축성위염을 치료하는 데도 쓰인다. 내분비혈은 부종을 없애는 작용을 하므로 수종, 신경성혈관수종, 습진, 비만증에도 사용되는 혈이다.

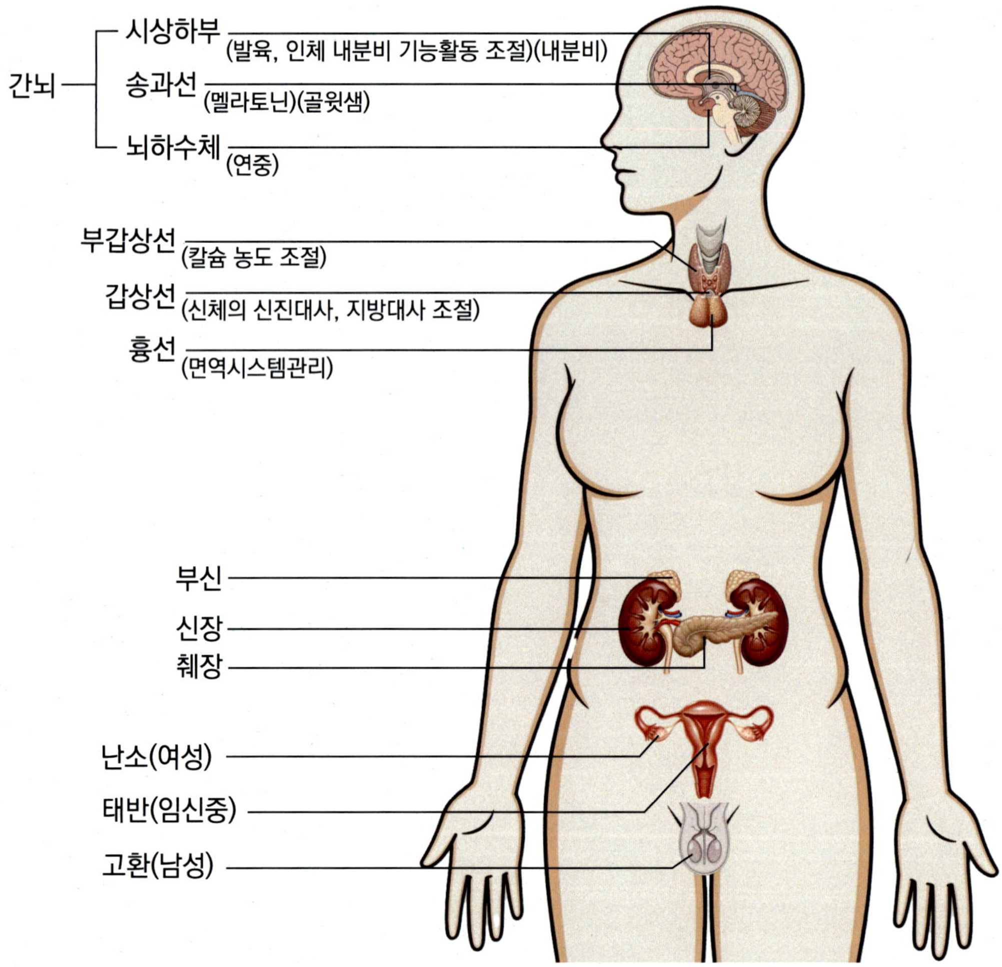

V. 이병(耳屛) 안쪽

이병의 안쪽 면으로, 인후와 내비에 해당한다.

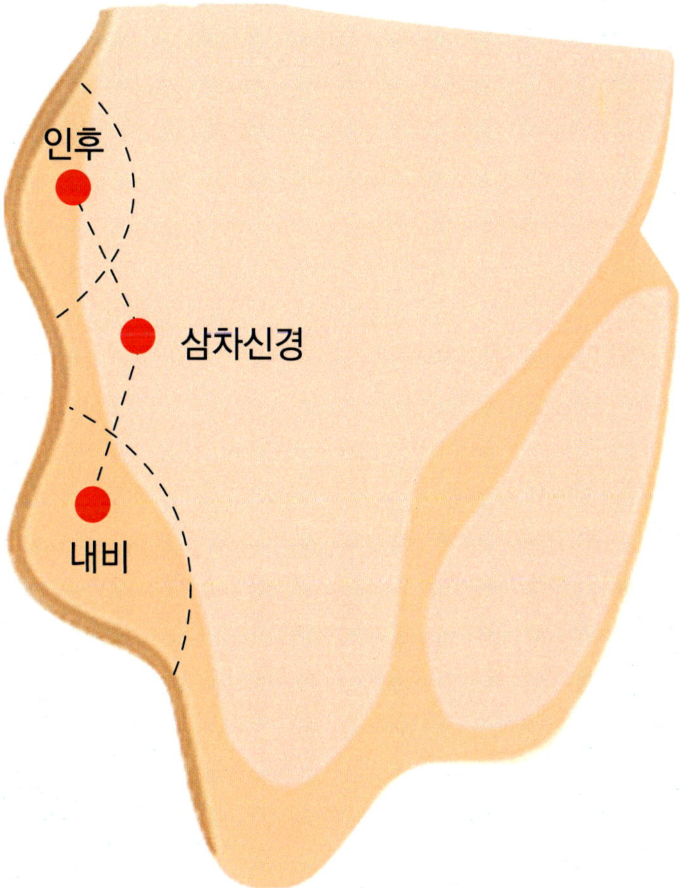

인후(咽喉), 내비(內鼻), 삼차신경(三叉神經)

■ 인후(咽喉) : 바깥쪽의 병첨과 반대되는 지점

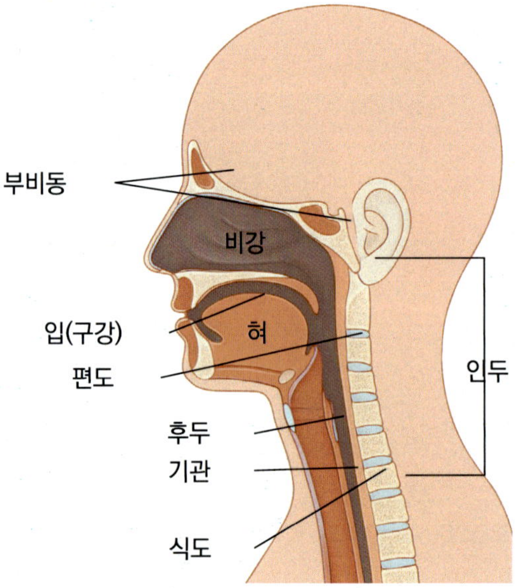

인후는 식도와 기도로 통하는 곳으로, 인두와 후두로 나뉜다. 인두는 입안과 식도 사이에 있는 소화기관으로, 공기와 음식이 섞이지 않고 각각 폐와 식도로 잘 넘어갈 수 있도록 구분하는 역할을 한다.

후두는 앞쪽에 위치하며 위로는 인두에, 아래로는 기관과 연결되어 공기의 통로 역할을 한다. 말을 하고 숨을 쉬는 데 가장 중요한 기능을 담당하며, 목소리를 내는 성대를 포함한다.

인후 부위 질환인 기관지염, 급성인후염, 만성인후염, 목소리가 쉼, 급성편도선염, 만성편도선염, 기관지천식, 매핵기(목에 무언가 걸린 것 같은 증상), 후두염, 성대마비 등에 사용되는 혈이다.

■ 내비(內鼻) : 바깥쪽의 부신과 반대되는 지점

코는 비강과 부비동으로 이루어져 있으며, 비강은 양쪽 콧구멍 아래쪽에서부터 목젖 뒤 비인강까지의 넓은 공간을 말한다. 부비동은 비강 주위를 둘러싸고 있는 여러 개의 공기 주머니를 말한다.

코 부위의 질환인 코감기, 코피, 비염, 과민성비염, 축농증, 금연 등에 사용되는 혈이다.

■ 삼차신경(三叉神經) : 바깥쪽의 외비와 반대되는 지점

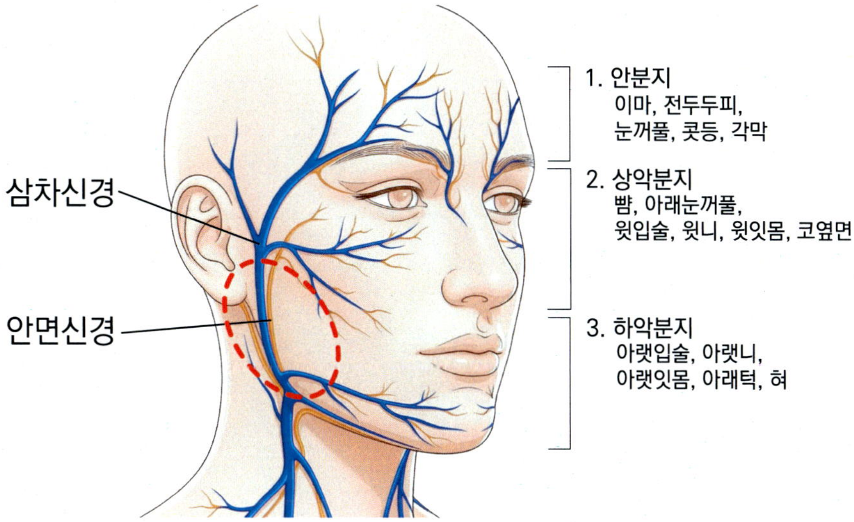

삼차신경은 12개의 뇌신경 중 5번 뇌신경으로, 얼굴의 감각 및 일부 근육 운동을 담당한다. 크게 3개의 분지(눈신경, 위턱신경, 아래턱신경)를 내어 안면 감각을 담당하며, 일부 분지는 씹는 근육의 운동에 관여한다.

귀 관자놀이 신경점으로 삼차신경통(얼굴, 눈 주변 등의 안면신경통, 턱관절통 등)을 다스린다. 또한 안면신경마비, 구안와사, 귀 윤곽에 흐르는 신경계로 인한 귀 윤곽의 농동, 편두통, 뇌신경문란질병, 지운(감기나 몸살 따위가 걸린 것을 알 수 있게 하는 초기 증상) 등에 사용되는 혈이다.

Ⅵ. 대이륜(對耳輪)

이륜의 안쪽으로 Y자 모양의 솟아오른 세로 연골 부위로, 척추에 해당한다.

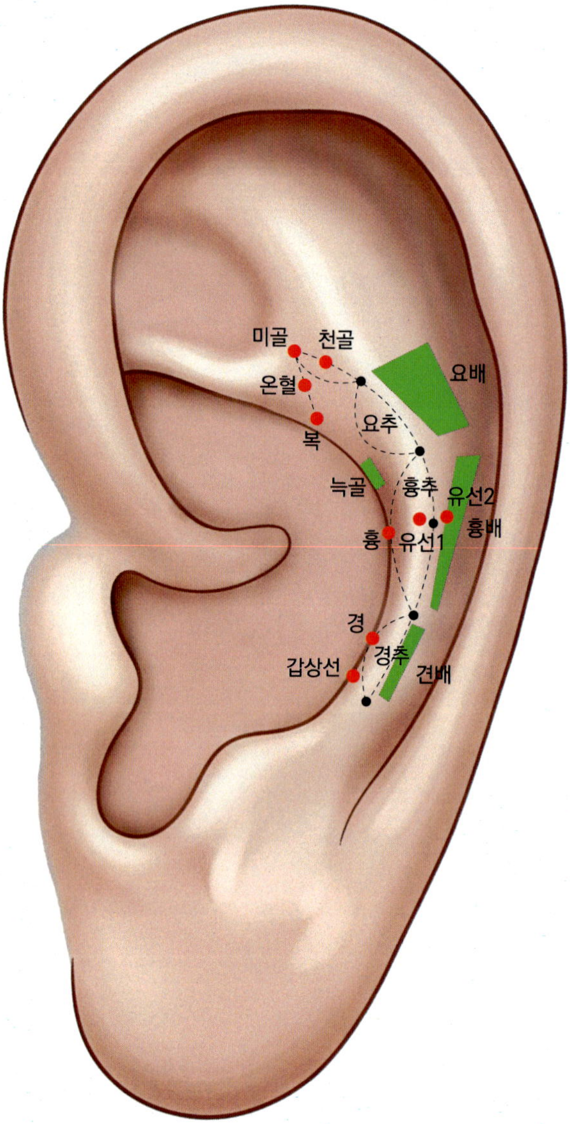

경추(頸椎), 흉추(胸椎), 요추(腰椎), 천골(薦骨), 미골(尾骨), 경(頸), 흉(胸), 복(腹), 늑골(肋骨), 유선(乳腺)1·2, 견배(肩背), 흉배(胸背), 요배(腰背), 갑상선(甲狀腺), 온혈(溫血)

■ **경추(頸椎) : 대이륜을 5등분하여 아래 1/5 구간**

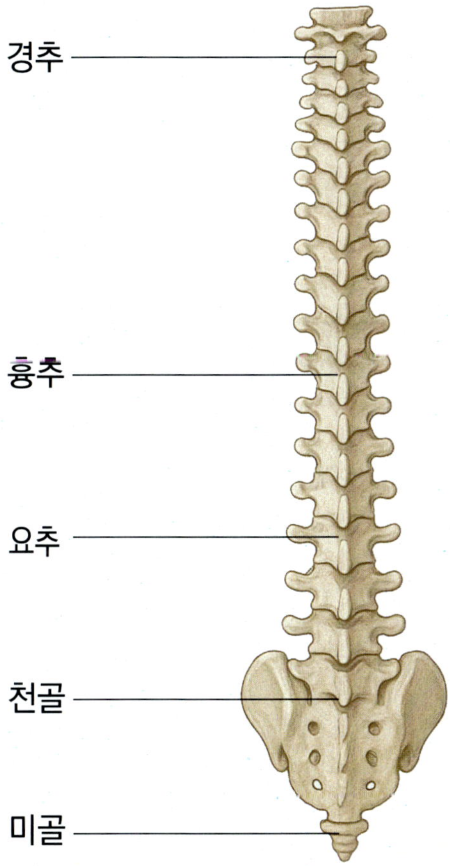

경추는 7개의 등뼈로 이루어진 척추의 가장 윗부분이다. 경추 앞쪽에는 심장박동, 호흡, 소화 기능을 조절하는 자율신경이 지나고, 양쪽에는 대뇌로 혈액을 공급하는 동맥이 지나간다.

경추병(디스크, 경추통 등) 및 각종 원인으로 인한 경부동통, 낙침(베개를 잘못 베고 자는 경우), 오십견 등에 사용되는 혈이다.

■ **흉추(胸椎) : 대이륜을 5등분하여 아래 2/5와 3/5 구간**

흉추는 12개의 척추뼈로 구성되어 있으며 다른 척추보다 움직임이 비교적 적다.

흉추에서 나오는 교감신경은 심장기능, 소화기능, 피부발한, 혈관수축 등의 자율신경 기능과 밀접하게 연관된다. 잘못된 자세로 인해 척추측만증이 많이 발생하는 부위다. 흉추병변 및 흉추골질증생(뼈의 관절 부위에 물렁뼈가 자라나는 증상), 가슴윗부분 동통(담), 타박상, 멍든 것, 디스크 등에 사용되는 혈이다.

■ **요추(腰椎) : 대이륜을 5등분하여 아래 4/5 구간**

5개의 허리뼈로 이루어진 요추는 체중의 대부분을 지탱하고 거의 모든 운동을 담당하기 때문에 다른 척추뼈에 비해 크고 무겁다.

허리를 삐끗하여 생긴 급성요통과 내장 질환으로 인한 요통이 있다. 요추디스크, 좌골신경통, 각종 원인의 허리통증 등에 사용되는 혈이다.

■ 천골(薦骨) : 대이륜을 5등분하여 위에서 1/5 구간

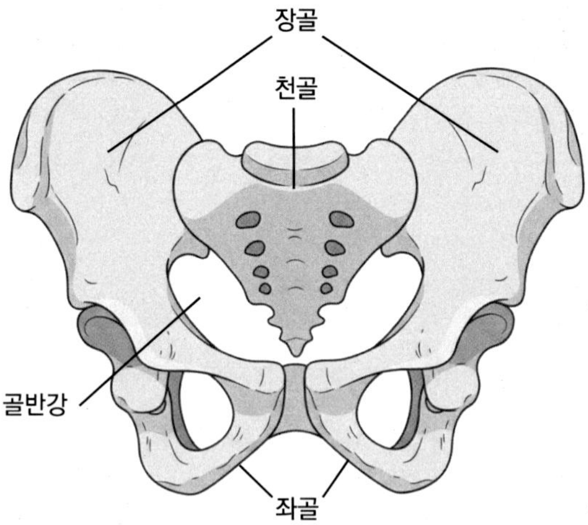

천골(엉덩이뼈)은 골반의 후벽을 형성하는 뼈로, 골반은 천골에 의해 강화된다. 천골은 모든 뼈를 받치고 서 있는 주춧돌 같은 역할을 하며, 골반과 연결되어 체중을 양다리로 분산시켜 준다.

엉덩이병변 및 각종 원인으로 인한 허리병, 척추측만증, 천장골(엉덩이뼈)질환 및 통증, 야노증 등에 사용되는 혈이다.

■ 미골(尾骨) : 대이륜상각과 대이륜하각이 만나는 지점

미골(꼬리뼈)은 넘어지거나 주저앉을 때 손상을 많이 받는다. 꼬리뼈에 가해진 손상은 좌골신경통을 일으킬 수 있으며, 요통, 엉덩이관절통 등 꼬리뼈 통증 및 질환에 사용되는 혈이다.

■ 경(頸) : 경추혈 안쪽 가운데 지점으로 이갑강 쪽

목에는 경추뿐만 아니라 인두와 식도, 후두, 갑상선과 부갑상선이 붙어있다. 식도의 양쪽에는 총경동맥, 미주신경, 내경정맥이 안쪽에서 거의 이 순서로, 상하로 나란히 지나가고 추골동맥이 지나간다. 신경은 미주신경 외에 부신경, 설하신경을 비롯하여 설인신경과 교감신경이 지나가며 목의 피부에는 척수로부터 경신경이 분포되어 있다.

목부위병변(경부림프절염, 갑상선기능항진증)과 목의 근육통 등에 사용되는 혈이다.

■ 흉(胸) : 흉추혈 안쪽의 가운데 지점으로 이갑강 쪽

가슴부위질환(가슴이 답답하고 아픈 병증), 옆구리사이신경통, 옆구리연골염, 늑막염, 대상포진, 흉통 등에 사용되는 혈이다.

■ 복(腹) : 요추와 친골 안쪽의 가운데 지점으로 이갑정 쪽

소화가 잘 되도록 하여 배가 창만된 것을 없애 준다.
복부질환, 장염, 변비, 생리통, 산후자궁축소통, 감비(다이어트)에 사용되는 혈이다.

■ 늑골(肋骨) : 흉혈과 복혈 사이 이갑정 쪽 전체 부위

갈비뼈를 말한다. 좌우 12쌍이 있으며 폐, 심장 등 내부 가슴부위장기들을 보호하고 팽창과 수축으로 호흡을 도와주는 역할을 한다. 대상포진, 가슴·옆구리 부위의 타박상, 멍든 것, 노이로제로 옆구리가 부어오르는 아픔 등에 사용되는 혈이다.

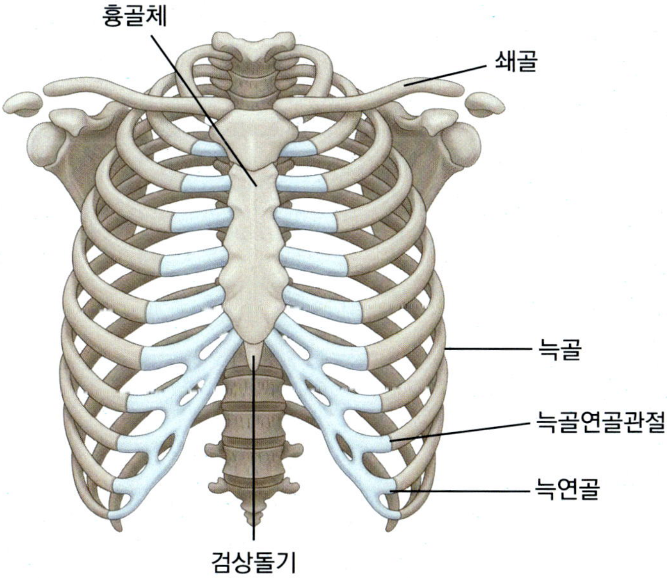

■ 유선(乳腺) : 흉추 좌·우에 유선1·유선2

젖을 분비하는 외분비 조직으로, 유선염, 결유(산후에 젖이 잘 나오지 않는 것), 유방발육촉진 등에 사용되는 혈이다.

■ **견배(肩背) : 경추혈 바깥 이주 쪽 경추에서 흉추 사이 전체 부위**

팔과 몸통에 이어지는 위쪽 부분으로, 등의 견관절과 견갑골 및 그것을 덮고 있는 삼각근 등으로 이루어져 있다. 경추병, 목어깨종합증, 어깨등근육섬유염이 일으킨 어깨동통 등에 사용되는 혈이다.

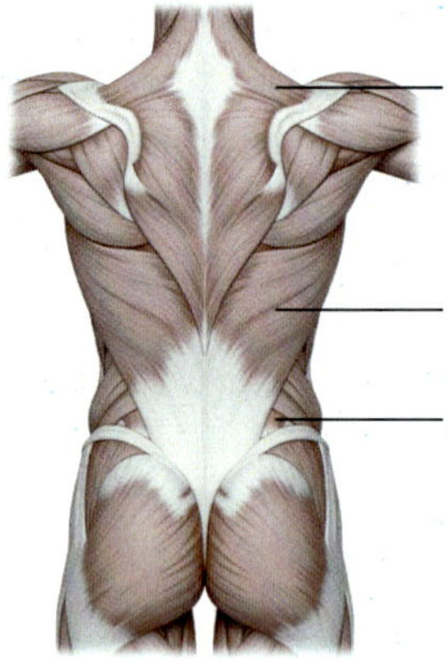

■ **흉배(胸背) : 흉추혈 바깥 이주 쪽 전체 부위**

가슴과 등, 옆구리 부위 질환 및 담결림, 근육통 등에 사용하는 혈이다.

■ **요배(腰背) : 요추·천골의 바깥 이주 쪽 전체 부위**

요통 및 허리근육손상 등에 사용되는 혈이다.

■ **갑상선(甲狀腺) : 경과 뇌간혈 사이 중간점**

사람의 몸에서 호르몬을 분비하는 내분비계 중 가장 크며, 갑상선호르몬(티록신)을 만들어 몸의 기능을 적절하게 유지하게 하는 중요한 기관이다.

갑상선기능항진증, 갑상선기능저하증, 폐경, 갱년기증후군 등에 사용되는 혈이다.

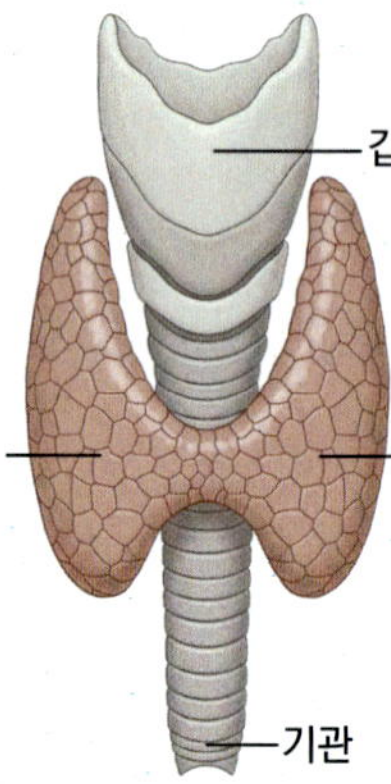

■ **온혈(溫血) : 미골과 복혈 사이 가운데 지점**

말초혈액순환을 개선하고 피부 온도를 높여준다.

레이노병(손발이 차고 혈액순환장애가 나타남, 주로 말초신경에 나타남), 중풍, 심근경색, 가슴동맥이 막힌 심장병 등에 사용되는 혈이다.

Ⅶ. 대이륜상각(對耳輪上脚)

대이륜의 위쪽으로 뻗은 가지 부위로, 하지(다리)에 해당한다.

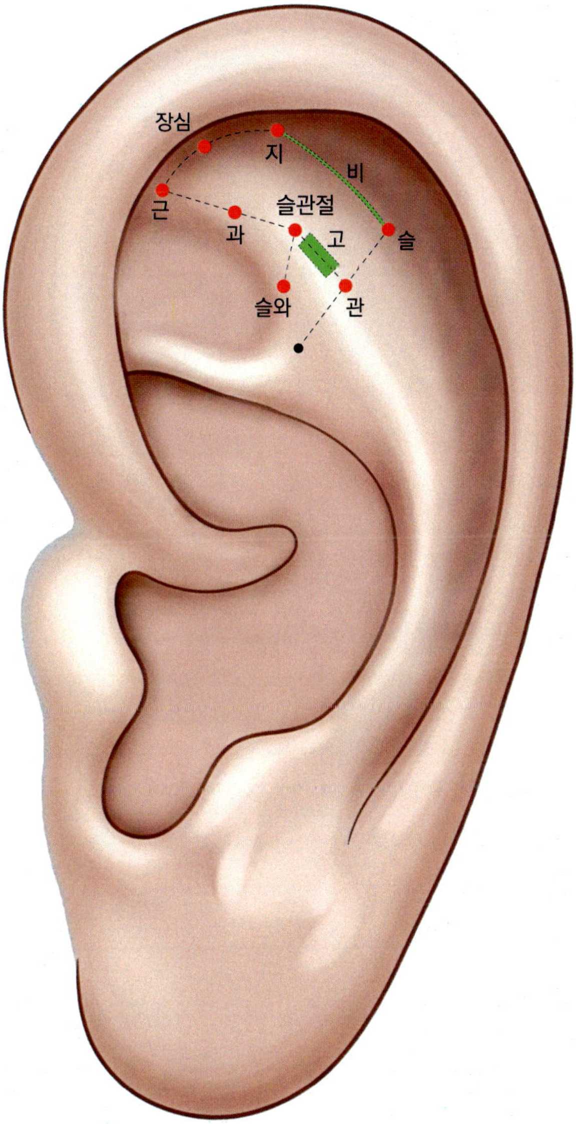

지(趾), 근(跟), 장심(掌心), 슬관절(膝關節), 고(股), 과(踝), 슬(膝), 비(腓), 슬와(膝窩), 관(髖)

■ 지(趾) : 대이륜상각에서 가장 위쪽 끝부분 이주 쪽

발가락염좌, 발가락관절이상, 사지말초혈액순환장애, 무좀 등에 사용되는 혈이다.

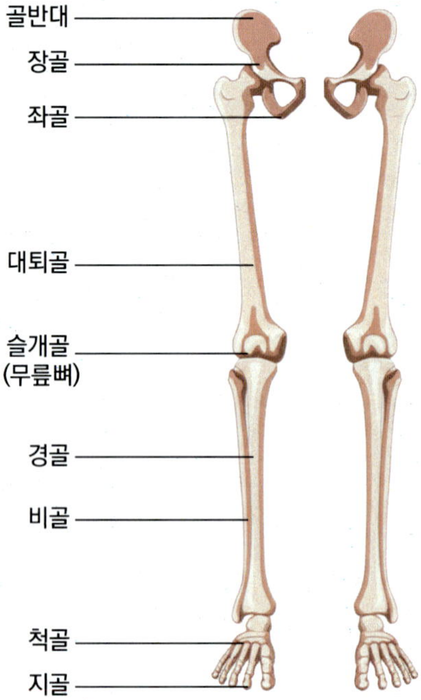

■ 근(跟) : 대이륜상각에서 가장 위쪽 끝부분 삼각와 쪽

발꿈치질환, 신장의 변화로 인한 발꿈치아픔, 족저근막염, 아킬레스건초염, 아킬레스점액낭염, 아킬레스건파열 등에 사용되는 혈이다.

■ 장심(掌心) : 지혈과 근혈의 가운데 지점

용천혈을 중심으로 한 발바닥에 해당한다. 발바닥통증, 발바닥이 뜨거운 증상 등에 사용되는 혈이다.

■ 슬관절(膝關節) : 대이륜상각의 가장 가운데 지점

대퇴골 하단과 경골 상단 및 슬개골(무릎뼈) 후면 사이에 있는 관절을 말한다. 무릎관절통, 무릎관절염, 무릎관절부위 타박상, 멍든 증상 등에 사용되는 혈이다.

■ 고(股) : 슬관절과 관혈 사이

무릎 위의 부분인 대퇴부(허벅지)에 해당하며, 고관절과 슬관절 사이를 여러 개의 잘 발달된 근육으로 둘러싸고 있다. 대퇴부(허벅지)근육통에 사용되는 혈이다.

■ 과(踝) : 근혈과 슬관절의 가운데 지점

과혈은 복사뼈에 해당하며, 복사뼈부위질병, 복사뼈부위염좌, 염증으로 인한 통증 등에 사용되는 혈이다.

■ 슬(膝) : 미골에서 대이륜과 대이륜상각을 나눈 선의 이주 쪽 끝

슬개골(무릎뼈)이라 하며, 넓적다리와 정강이 사이의 관절이 있는 부분으로 슬개골이 있어 슬개부 또는 슬두라고도 한다.

무릎관절염, 무릎관절통, 퇴행성관절염 등 무릎 및 관절질환에 사용되는 혈이다.

■ 비(髀) : 지와 슬 사이

종아리를 말하며 종아리에 발생한 각종 질환에 사용된다.

비장근(장딴지근육)경련, 비장근섬유조직염, 좌골(엉덩뼈로 골반을 이루는 좌우 한 쌍 뼈)신경염으로 인한 비장근부위통증, 종아리에 쥐가 나는 경우에 사용되는 혈이다.

■ 슬와(膝窩) : 슬관절과 과혈의 대칭되는 지점

무릎이 구부러지는 다리 뒤쪽 부분으로 뒷무릎, 즉 오금을 말한다. 좌골신경염으로 인한 무릎오금통에 사용되는 혈이다.

■ 관(髖) : 슬혈과 미골의 가운데 지점

엉덩이관절을 말하며, 인체의 중심축인 척추와 하지를 연결하는 역할을 한다. 체중을 지탱하고 걷는 동작을 돕는 역할을 한다.

좌골신경통, 엉덩이관절질환 및 허리·엉덩이동통 등에 사용되는 혈이다.

Ⅷ. 이주(耳舟)

이륜과 대이륜 사이의 홈이 파인 곳으로, 상지(팔)에 해당한다.

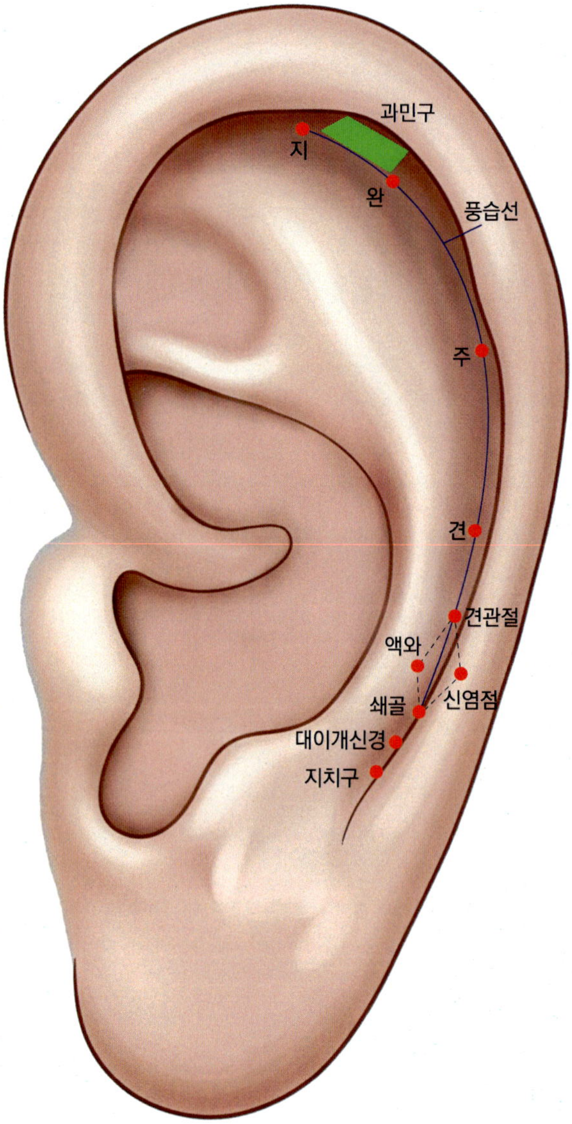

지(指), 완(腕), 주(肘), 견(肩), 견관절(肩關節), 쇄골(鎖骨), 풍습선(風濕線), 과민구(過敏溝), 액와(腋窩), 신염점(腎炎点), 대이개신경(對耳介神經), 지치구(智齒溝)

■ 지(指) : 이주 맨 위로 대이륜상각과 만나는 곳

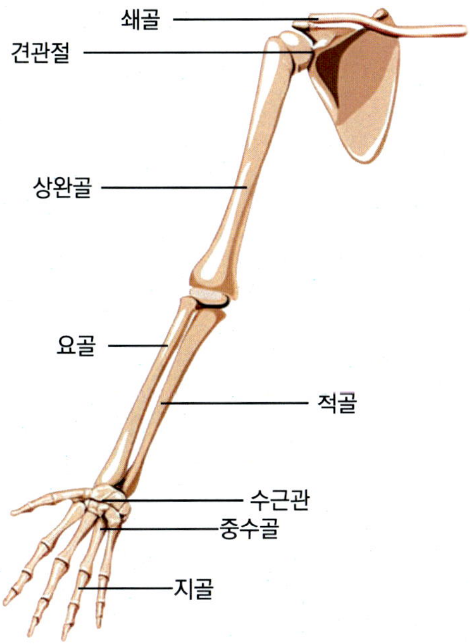

상지의 손가락에 해당한다.

손가락관절병, 레이노병(손발이 차고 혈액순환장애가 일어나며 주로 말초신경에 나타남), 손가락염좌, 경추병으로 인한 손가락마비 등에 사용되는 혈이다.

■ 완(腕) : 이주 쪽에서 1/5지점

상지의 손목에 해당한다.

팔목관절질환, 수근관증후군, 건초염(힘줄을 싸고 있는 건초에 일어나는 염증) 등에 사용하는 혈이다.

■ 주(肘) : 이주 위쪽에서 2/5지점

상지의 팔꿈치에 해당한다.

팔꿈치관절통 및 염좌, 테니스엘보, 팔꿈치류마티즘 등에 사용되는 혈이다.

■ 견(肩) : 이주 위쪽에서 3/5지점

기능은 어깨관절과 비슷하다. 어깨주위염증 및 손과 팔을 내밀지 못하고 높이 들지 못하는 장애를 진단·치료하는 혈로, 상비 즉 위쪽 팔이 아플 때 주로 사용한다.

■ 견관절(肩關節) : 이주 아래쪽에서 1/5지점

빗장뼈(쇄골), 어깨뼈, 그리고 위팔뼈의 세 개의 뼈로 이루어져 있다.

견관절주위염, 어깨관절염좌, 어깨연골손상, 석회화건염, 오십견 등에 사용되는 혈이다.

■ 쇄골(鎖骨) : 심장·뇌간혈을 이어 이주에 만나는 지점

쇄골은 흉골과 어깨관절을 잇는 S자 모양의 긴뼈로, 흔히 빗장뼈라고도 한다.
어깨부위염증, 어깨등부위통증, 목어깨부위동통, 무맥증 등에 사용되는 혈이다.

■ 풍습선(風濕線) : 지혈과 쇄골 사이의 이어진 선

귓바퀴에는 많은 신경이 분포하고 있어, 이곳을 취하면 교감신경계와 내분비계를 자극하여 부신피질 호르몬 분비를 촉진함으로써 면역계를 조절한다. 따라서 과민성질병, 감염성질병, 풍습성질병에 효과가 크다. 특히 이곳을 사혈할 경우 풍사를 제거하고 가려움을 멈추게 하며, 열을 내려 정신을 편안하게 해준다.
중풍, 저림증상 등에도 사용되는 혈이다.

■ 과민구(過敏溝) : 지혈과 완혈 사이의 안쪽 지점으로 약간 함몰된 부분

이곳을 취하면 교감신경계와 내분비계를 자극하여 부신피질 호르몬을 촉진함으로써 면역계를 조절해 과민성반응을 억제한다.
과민성질병(기관지천식, 두드러기, 피부가려움증), 아토피피부염, 접촉성피부염, 알레르기, 과민성비염, 과민성대장염, 풍습성관절염 등을 진단·치료하고 침자 사혈하는 곳이다.

■ 액와(腋窩) : 견관절과 쇄골을 이등변하여 안쪽 지점

겨드랑이에 흐르는 림프관에 영향을 미치는데, 특히 림프계통질병에 중요하게 사용되는 혈이다.
겨드랑이림프관통증, 땀이 많은 증상, 액취증 등의 진단 및 치료에 사용되는 혈이다.

■ 신염점(腎炎点) : 액와혈과 대칭되는 바깥 지점

신장염, 신우염, 사구체신염 등을 진단·치료하는 혈이다.

■ 대이개신경(對耳介神經) : 쇄골 바로 아래 지점

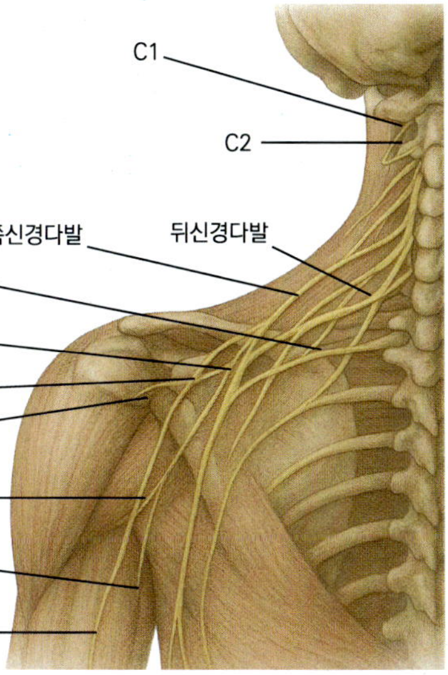

대이개신경은 경신경총 중 가장 큰 오름가지이다.

제2경후(C2)와 제3경추(C3)에서 갈라져 나온 신경가지로, 목덜미와 그 인접 부분의 근육과 피부를 지배하며 몸, 사지, 관절 운동을 관리한다.

귀윤곽신경동, 경추병, 상시마비, 오십견 등에 사용되는 혈이다.

■ 지치구(智齒溝) : 대이개신경 바로 밑 지점

치아를 지탱하는 치조골과 잇몸을 강화하고, 사랑니통증 등에 사용되는 혈이다.

Ⅸ. 이륜각(耳輪脚)과 주위

귀의 중간에 있는 가로 연골로 횡격막에 해당하고 이륜각 주위는 소화기관에 해당한다.

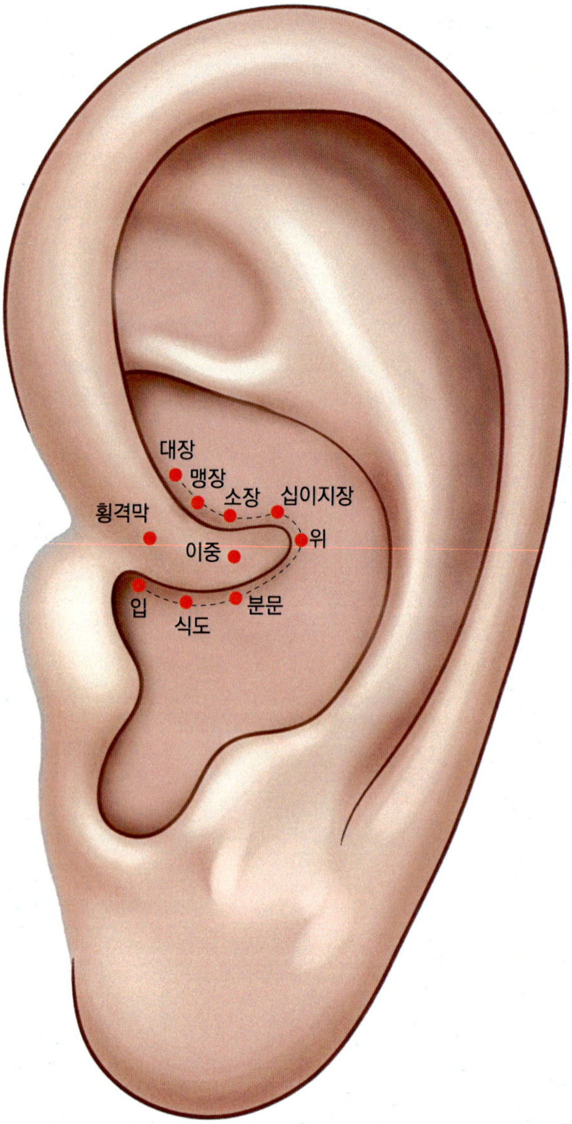

입(口), 위(胃), 식도(食道), 분문(噴門), 십이지장(十二指腸), 소장(小腸), 대장(大腸), 맹장(盲腸), 이중(耳中), 횡격막(橫隔膜)

■ 입(口) : 이륜각 아래 이륜각이 시작되는 지점

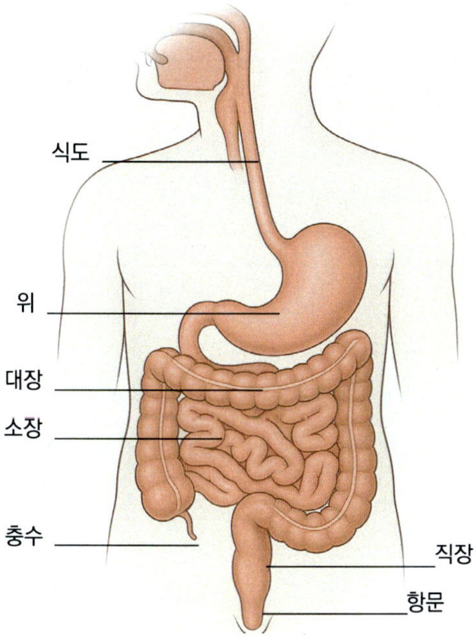

오장 가운데 입과 입술은 비장에 속하며, 비장의 건강 상태가 바로 입술에 나타난다. 이곳은 피로회복점이기도 하며 입덧에도 유용하게 사용된다.

얼굴신경마비, 입술주위떨림, 관자놀이관절문란, 인후질병(구강궤양, 혀염, 치주염, 잇몸출혈, 인후염, 후두염) 등에 사용되는 혈이다.

■ 위(胃) : 이륜각이 소실되는 지점

위와 식도가 연결되는 곳은 분문, 위와 소장의 윗부분인 십이지장과 연결되는 곳은 유문이라 한다.

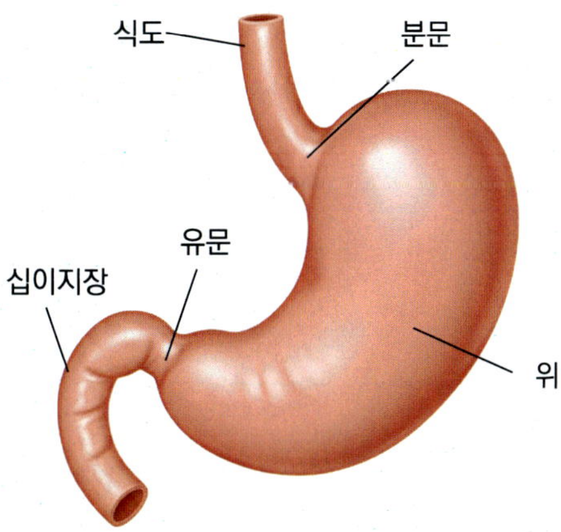

각종 위장병(위염, 위궤양, 위경련, 메스껍고 토하는 증상 등), 딸꾹질, 식욕부진 등에 사용된다. 또한 이가 아픈 증상, 앞머리가 아픈 증상, 그리고 신경계통질병인 의처·의부증, 우울증, 구안와사 등을 치료하는 데도 중요하게 사용되는 혈이다.

■ 식도(食道) : 입혈과 위혈 사이를 3등분하여 입쪽으로 1/3되는 지점

역류성식도염, 연하곤란, 인후경련, 구토, 호흡이 편하지 못한 증상 등을 치료하는 혈이며, 식도를 순조롭게 통하게 하는 혈이다.

■ 분문(噴門) : 식도혈과 위혈의 중간지점

식도와 위의 경계에 해당하며, 들문이라고도 한다. 음식물이 식도를 거쳐 내려오면 들문괄약근이 음식물을 들여보낸 후 닫히기 때문에 내용물이 역류하는 것을 막아준다.

분문실이완증, 메스껍고 토하는 증상, 가슴부위 갑갑함, 멀미, 산모입덧 등에 사용한다.

■ 십이지장(十二指腸) : 분문혈과 반대되는 이륜각 위 구간

십이지장은 소장의 일부로, 위아래 유문에서 공장에 이르는 말굽 모양의 부위를 말한다. 간에서 만들어진 쓸개즙과 췌장에서 분비되는 이자액을 이용해 체내에 흡수하기에 가장 적합한 혼합물로 소화시키는 과정을 담당한다.

십이지장궤양, 십이지장염증 등에 사용되는 혈이다.

■ 소장(小腸) : 식도혈과 반대되는 이륜각 위 구간

소장은 위와 대장 사이에 있는 소화기관으로, 소화운동을 하며 영양분을 소화·흡수한다. 물도 영양분의 일종이므로 주로 소장에서 빨아들인다.

소화불량, 복사(배가 사르르 아픈 것), 변비, 복창, 위장기능문란, 설사, 장염, 식욕부진 등에 사용되며, 소장혈은 심장과 상호 표리관계이므로 심장질환을 치료하는 데도 사용되는 혈이다.

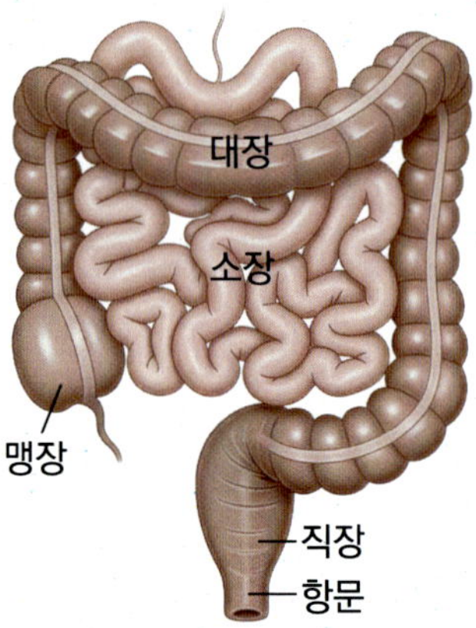

■ 대장(大腸) : 입혈과 반대되는 이륜각 위 구간

대장은 소화관의 맨 끝부분으로, 맹장, 결장, 직장으로 구분한다. 맹장은 소장과 이어지는 끝부분이며, 맹장 끝에 충수돌기가 달려 있다. 맹장의 대부분을 이루는 부위를 결장이라 하는데, 크게 상행결장, 횡행결장, 하행결장, S결장으로 나뉜다.

대장은 약간의 수분과 염분만을 흡수하며 배변 덩어리를 형성하고 배변을 하는 일을 담당한다.
급성장염, 만성장염, 과민성대장증후군, 궤양성대장염, 장기능문란, 변비, 복창(신장병으로 몸이 붓거나 배가 더부룩한 병) 등을 치료한다. 또한 대장은 폐와 상호 표리관계이므로 피부병, 코, 콧구멍부위질병, 기관염, 기관지염 등에도 사용되는 혈이다.

■ 맹장(盲腸) : 소장혈과 대장혈 사이 중간점

급성맹장염, 만성맹장염 등에 사용되는 혈이다.

■ 이중(耳中) : 이륜각에서 가장 중앙

뇌의 연수에서 나온 뇌신경 중 10번 미주신경에 해당하는 혈이다. 미주신경은 귓바퀴의 피부에 풍부하게 분포된 부교감신경 중 하나이다.
연수의 작용에 의해 경부, 흉부, 복부의 평활근을 조절하고 내장 기능을 조절한다. 소화기계통, 심혈관계통질병 치료 및 야뇨증 등에 사용되는 혈이다.

■ 횡격막(橫隔膜) : 입혈과 대장혈의 중간지점

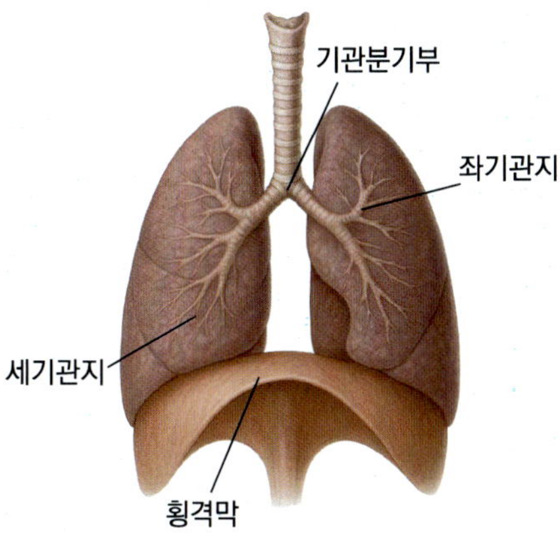

지혈, 피를 차게 하고, 경락을 풀고, 통증을 억제하는 작용을 한다. 딸꾹질, 지혈, 빈혈, 출혈성질환, 기능성자궁출혈, 우피선(피부가 소가죽처럼 되는 건선), 습진, 여드름 등에 사용되는 혈이다.

X. 이갑강(耳甲腔)

이륜각과 대이병 사이의 공간으로, 흉부에 해당한다.

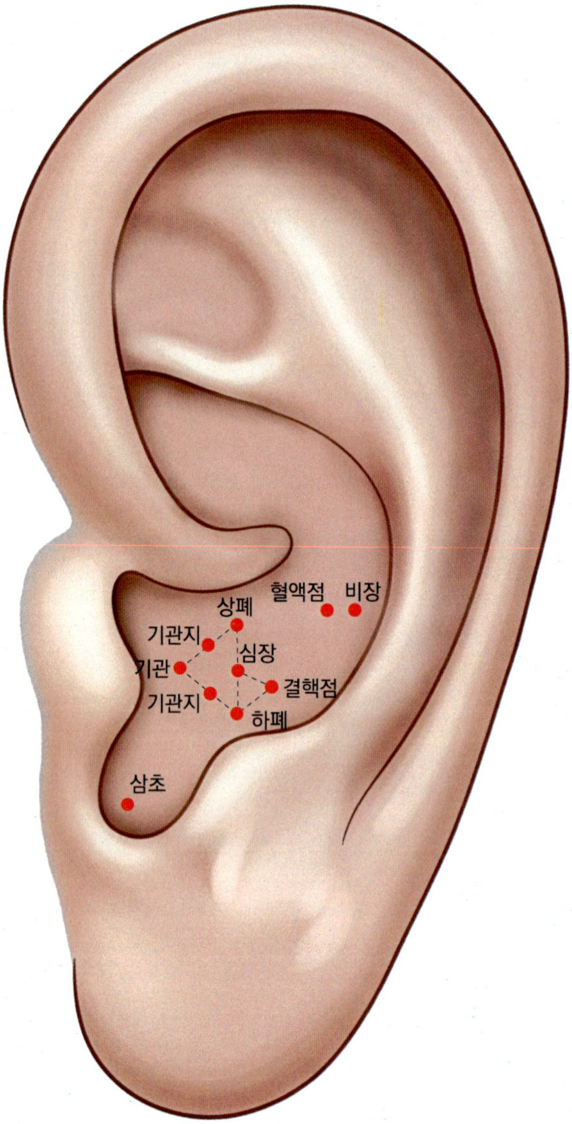

심장(心腸), 상·하폐(上·下肺), 기관(氣管), 기관지(氣管支), 결핵점(結核点), 삼초(三焦), 혈액점(血液点), 비장(脾腸)

■ 심장(心腸) : 이갑강에서 가장 깊은 곳으로 중앙에 위치

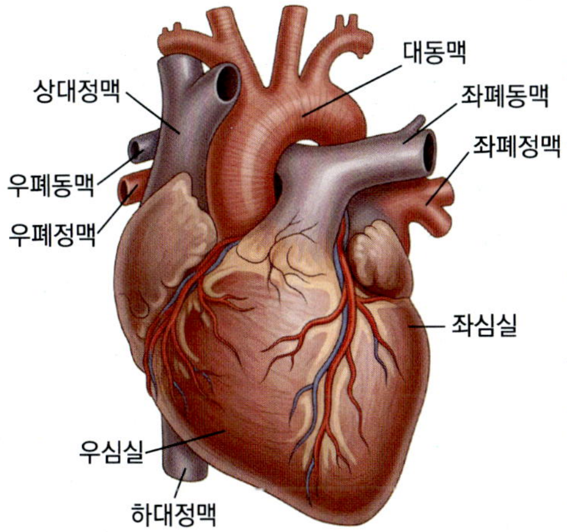

심장은 가슴의 왼쪽에 위치하며, 흉골을 기준으로 왼쪽으로 2/3, 오른쪽으로 1/3이 위치한다. 심장은 2개의 심방과 2개의 심실, 그리고 8개의 혈관으로 이루어져 있다. 수축과 이완을 통해 혈액을 온몸으로 보내는 펌프 역할을 한다. 심장은 1분간 70~80회 박동하며, 이 박동이 빠르면 열이 오르고 늦으면 차가워진다.

심장질환(심근경색증, 심근염, 고혈압, 저혈압, 부정맥, 협심증, 동맥경화증), 레이노병, 뇌출혈, 뇌경색, 뇌혈관질환후유증, 뇌동맥혈액부족, 빈혈, 고지혈증, 신경계통질병으로 인한 다한증, 신경쇠약, 다몽, 자율신경문란, 긴장증후군, 노이로제, 우울증, 치매 등에 사용되는 혈이다.

■ 폐(肺) : 심장혈을 중간점으로 하여 위·아래를 각각 상폐·하폐라 한다.

심장의 좌우 한 쌍으로, 오른쪽 폐가 왼쪽 폐보다 약간 크다. 이는 심장이 약간 왼쪽으로 기울어져 있기 때문이다. 우폐는 세 쪽, 좌폐는 두 쪽으로 갈라져 있다.

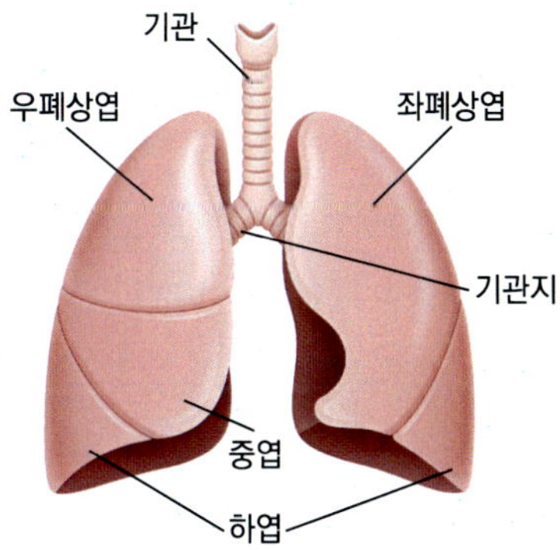

기관지염, 기관지천식, 폐렴, 감기, 비염, 축농증, 인후염, 부종, 수종, 자한(깨어 있을 때 저절로 나는 땀), 도한(밤에 나는 식은땀), 습진, 대상포진, 지루성피부염, 피부소양증, 기미, 사마귀, 여드름, 신경성피부병 등에 사용한다.

■ 기관(氣管) : 상·하폐혈을 이병 쪽으로 이등변하여 만나는 지점

후두에서 폐로 이어지는 관 모양의 공기 통로다.

목구멍을 이롭게 해주며, 기침을 멈추고 가래를 없애는 작용을 한다. 급성인후염, 만성인후염, 후두염, 급성기관지염, 만성기관지염, 기관지천식 등에 사용되는 혈이다.

■ **기관지(氣管支) : 기관혈과 상·하폐혈의 중간지점**

폐와 기관 사이를 이어주는 공기 흐름의 통로다. 기침과 가래를 없애고 가쁜 숨을 멈추게 한다. 감기, 급성기관지염, 만성기관지염, 기관지천식, 백일해 등에 사용되는 혈이다.

■ **결핵점(結核点) : 심장혈과 하폐혈이 대이륜 쪽으로 이등변하여 만나는 지점**

결핵을 진단·치료하는 특정 혈이다.

폐내결핵, 폐외결핵(결핵균의 감염으로 발병하며, 만성전염병으로 대부분 폐결핵이나 그밖에 전신의 모든 장기도 침범될 수 있다) 등에 사용되는 혈이다.

■ **삼초(三焦) : 하폐혈과 내분비혈의 가운데 지점**

삼초는 해부학상 실질적인 형태는 없고 기능만 존재하는데, 림프의 작용으로 해석된다. 삼초는 상초(上焦: 심장·폐를 중심으로 하는 흉부), 중초(中焦: 비장·위장·간장 등을 중심으로 하는 복부), 하초(下焦: 신장·방광 등을 포함하는 하복부)로 구분된다.

이 혈은 혀와 목구멍 신경, 안면신경, 미주신경이 통과하여 안면신경마비, 얼굴근육통, 치통 및 구강질병에 효과적이다. 호흡, 소화, 배설 기능을 순조롭게 하고 수기를 잘 돌게해 비뇨기계통, 소화기계통질병 및 복창, 옆구리통증, 부종, 변비, 이명 등에 사용한다.

■ **혈액점(血液点) : 위혈에서 대이륜 방향으로 긋고, 그 중간을 취하여 다시 수직으로 내려그어 중간이 되는 지점**

빈혈 등 혈액에 관계되는 모든 병에 사용하며, 혈액암, 백혈병을 진단하는 주요 혈이다.

■ 비장(脾腸) : 혈액점을 찾기 위해 나눈 구역의 대이륜 쪽 한 가운데 지점

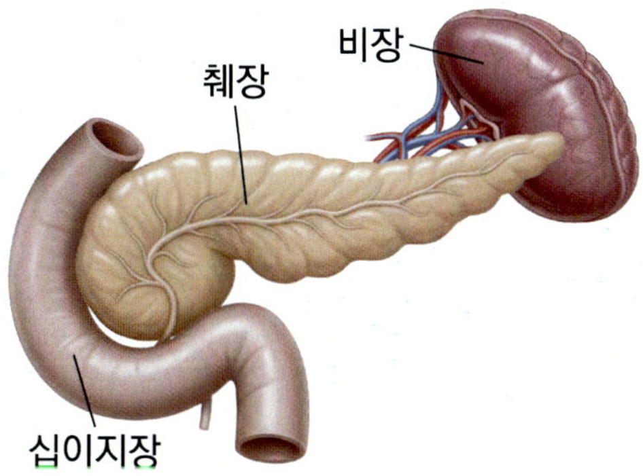

비장은 갈비뼈 아래, 위의 뒤쪽에 위치하는 기관으로 인체 내에서 가장 큰 림프기관이다.

비장은 소화기능을 조절하므로 소화계통질병(오경사, 설사, 변비, 복창, 소화불량 등)에 사용한다. 비장은 건조한 것을 좋아하고 습한 것을 싫어하므로 부종, 복수(복막염, 간경변) 등에도 사용된다. 비장은 피를 통솔하여 기능성자궁출혈 등의 월경을 조절하는 기능 및 각종 출혈성질병에 지혈 작용을 한다.

구강궤양, 입술염, 혀염, 요퇴통, 살갗이 떨리거나 당기는 증상, 사지무력증에도 사용한다.

XI. 이갑정(耳甲艇)

이륜각 위와 대이륜하각 사이의 공간으로, 복부에 해당한다.

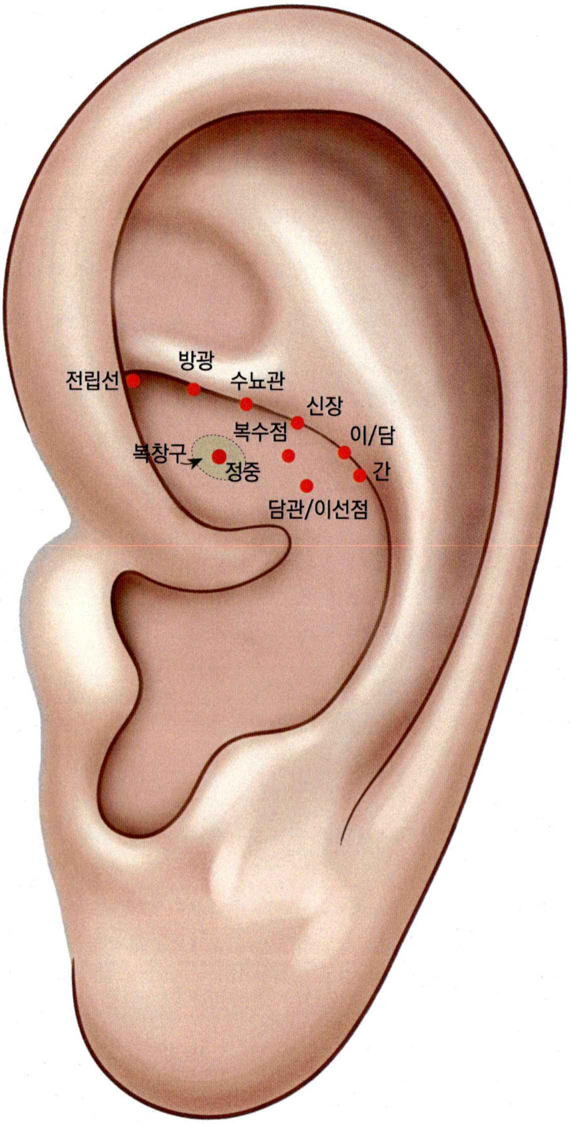

신장(腎腸), 전립선(前立腺), 수뇨관(輸尿管), 방광(膀胱), 복수점(腹水点), 간(肝), 이(胰 – 췌장)/담(膽), 담관(膽管)/이선점(胰腺点), 정중(艇中), 복창구(腹脹區)

■ **신장(腎腸) : 대이륜과 대이륜하각이 나뉘는 곳의 안쪽 지점**

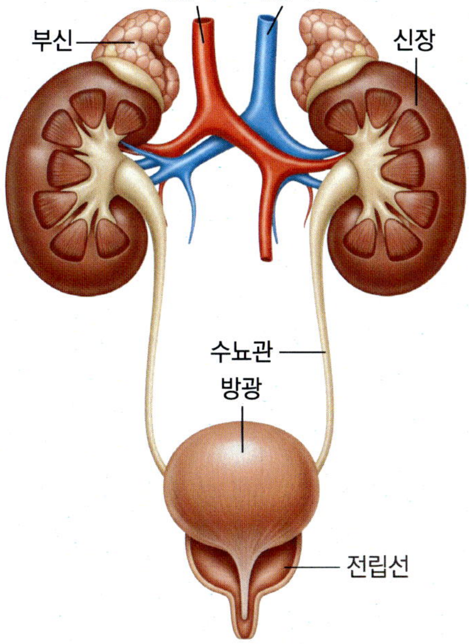

신장은 아래쪽 배의 등 쪽에 좌우 한 쌍이 위치하며, 몸속에 생긴 노폐물이나 독성 물질과 남아도는 물을 오줌으로 걸러내는 일을 한다. 신장에 이상이 생기면 바로 오줌에 반응이 나타나고 몸이 붓는 증세가 오며, 염기와 산도가 몸 안에 지나치게 쌓이면 혈압이 올라가게 된다.

허약성질병, 급성신염, 만성신염, 급성심부전증, 만성심부전증, 신우신염, 신하수(신장이완), 요결석, 허리와 무릎통증, 발꿈치통증, 소화불량, 오경사, 탈모, 월경불순, 신경성질병 등에 사용되는 혈이다.

■ **전립선(前立腺) : 대이륜하각 이륜 쪽 끝부분과 이갑정이 만나는 구석진 지점**

전립선은 방광 바로 밑에 요도를 감싸고 있는 밤톨 크기의 기관으로, 남성에게만 존재한다. 전립선염, 전립선비대증, 요도감염, 성기능장애 등에 사용되는 혈이다.

■ **수뇨관(輸尿管) : 신장과 전립선 사이를 3등분하여 신장 쪽으로 1/3되는 지점**

수뇨관은 신장에서 생성된 소변이 신우를 거쳐 내려오면 소변을 방광까지 전달해 주는 가늘고 긴 관이다.

수뇨관질병 및 수뇨관결석(대개는 콩팥에서 처음 만들어지고, 이것들이 그대로 콩팥에 있으면 신석, 내려오다가 수뇨관이나 방광, 요도에 걸리게 되면 수뇨관결석, 방광결석, 또는 요도결석이 된다) 등에 사용되는 혈이다.

■ 방광(膀胱) : 신장과 전립선 사이를 3등분하여 전립선 쪽으로 1/3되는 지점

방광은 신장에서 수뇨관을 통해 내려오는 오줌을 저장했다가 일정량이 되면 배출시키는 빈 주머니와 같은 근육 기관이다.

방광염, 뇨통, 급뇨, 빈뇨, 다뇨, 요저류, 요실금, 야뇨증, 전립선비대증, 신우신염(신장 속 신우 부위에 소변이 고이는 부분에 세균이 감염되어 발생), 뒷골통증, 신경쇠약, 실면(3시간 이상 잠을 못 자는 것), 허리통증, 좌골신경통 등을 치료한다.

■ 복수점(腹水点) : 신장과 십이지장 사이를 3등분하여 신장 쪽 1/3 지점

각기병(비타민B1 부족으로 일어나는 영양실조 증상으로 말초신경에 장애가 생겨 다리가 붓고 마비되며 전신권태의 증상이 나타나기도 한다), 복수(복막염), 부종, 비만 등에 사용되는 혈이다.

■ 간(肝) : 정중에서 수평으로 대이륜 쪽으로 그어 닿는 곳

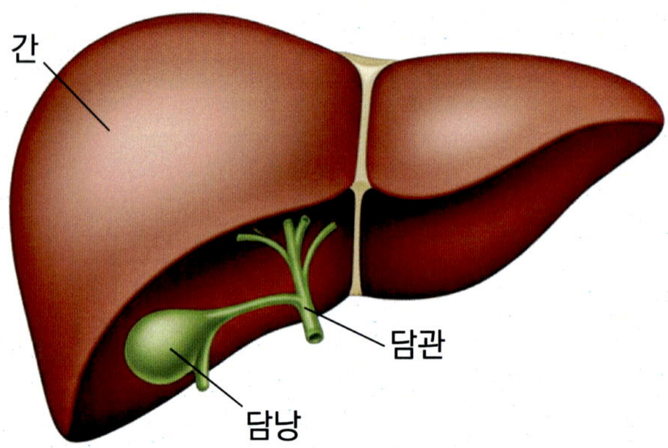

간은 횡격막 아래 오른쪽 윗부분에 위치하며, 갈비뼈로 보호된다. 간은 오장육부 중 가장 많은 일을 하는 장기로, 담즙을 만들어 소화를 돕고 당대사를 조절하여 인체에 필요한 에너지를 공급한다. 또한 몸에서 필요한 단백질이나 화합물을 합성하여 체내 호르몬 균형을 유지하고, 혈액을 만들고 저장하며 해로운 물질들을 해독하고 면역·살균 작용을 한다.

각종 간질환, 만성간염, 간염후종합증, 담도질환, 만성위염, 복창, 노이로제, 두통, 정수리통증 등을 치료한다. 또한 간은 근육을 주관하므로 풍으로 인한 근육경련이나 어지럼증도 치료한다. 간은 풍사와 담음을 제거하여 근육을 풀어 통증을 멈추게 하므로 현기증, 간질, 지체마비, 수족수축, 면기경련 등을 치료한다. 간은 혈액과 밀접한 관계를 가지므로 혈액계통질병, 혈관병, 고혈압을 치료하며, 눈에서 열린다고 하여 명목작용 및 각종 안과질환을 치료하는 데 도움을 준다. 접질림과 타박상에도 사용되는 혈이다.

■ 이·담(胰·膽) : 간과 신장 사이 중간점, 우측 담(膽)·좌측 췌장(膵臟)

우측 귀 담

담은 간의 아래쪽 우엽에 붙어있는 녹색 장기이며, 주머니 형태라 담낭이라고도 한다. 간에서 만들어진 담즙을 저장하는 기관으로, 총담관(쓸개관)을 통해 십이지장으로 들어간다. 담즙은 소장에서 지방분 즉 기름기를 소화하는 작용을 한다.

입이 쓴 증상, 담도질환, 옆구리부종, 대상포진, 이명, 청력상실, 편두통, 목의통증 등에 사용되는 혈이다.

좌측 귀 췌장

췌장(이자)은 위의 뒤쪽에 위치하며, 소화효소와 호르몬을 분비하는 기관이다. 소회효소를 분비해 음식물을 소화시키는 외분비선 기능과 우리 몸의 혈당을 조절하는 인슐린과 글루카곤 호르몬을 분비하는 내분비선 기능을 모두 갖고 있다.

췌장염, 당뇨병, 소아당뇨병 등에 사용되는 혈이다.

■ 우측 귀 담관(膽管), 좌측 귀 이선점(胰腺点) : 이담과 십이지장 두 혈 사이의 중간지점

우측 귀 담관

간에서 만들어진 담즙을 운반하는 관을 말한다.

담도감염질병(담관, 담낭, 간에 발생하는 감염을 의미하며, 보통 세균에 의해 유발되어 담즙의 흐름을 방해하고 염증을 유발한다), 담관확장증, 담석증 등에 사용되는 혈이다.

좌측 귀 이선점

췌관으로, 이자액을 십이지장으로 보내는 관이다.

췌장염, 당뇨병 등에 사용되는 혈이다.

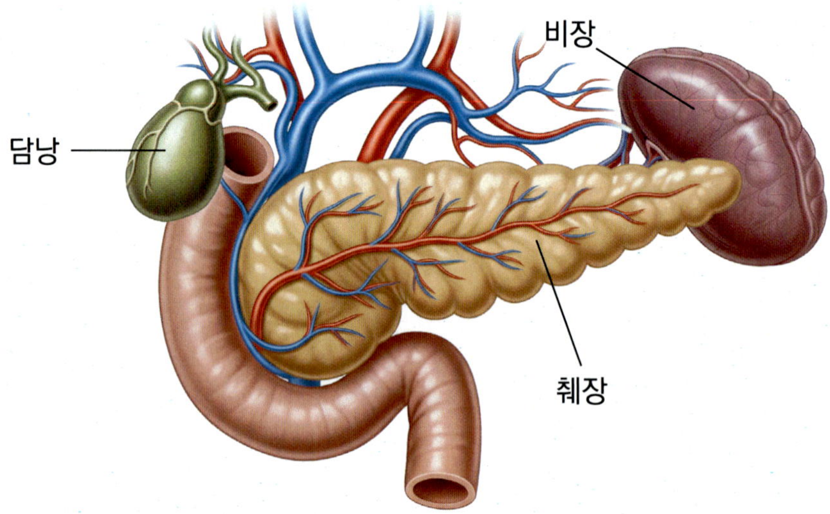

■ 정중(艇中) : 이갑정의 가장 한가운데 부위

복통, 생리통, 전립선염, 비뇨결석 등 배꼽 주위의 통증을 치료하며, 통증을 완화하고 없애준다.

■ 복창구(腹脹區) : 정중혈을 중심으로 그 주변 구역

이 혈을 취하면 배가 부은 부위로 기를 순환시키고 창만을 제거한다.

배가 팽만하는 증상, 변비, 가스제거, 수종 등을 진단하고 치료하는 혈이다.

XII 대이륜하각(對耳輪下脚)

삼각와와 이갑정 사이의 연골로, 엉덩이에 해당한다.

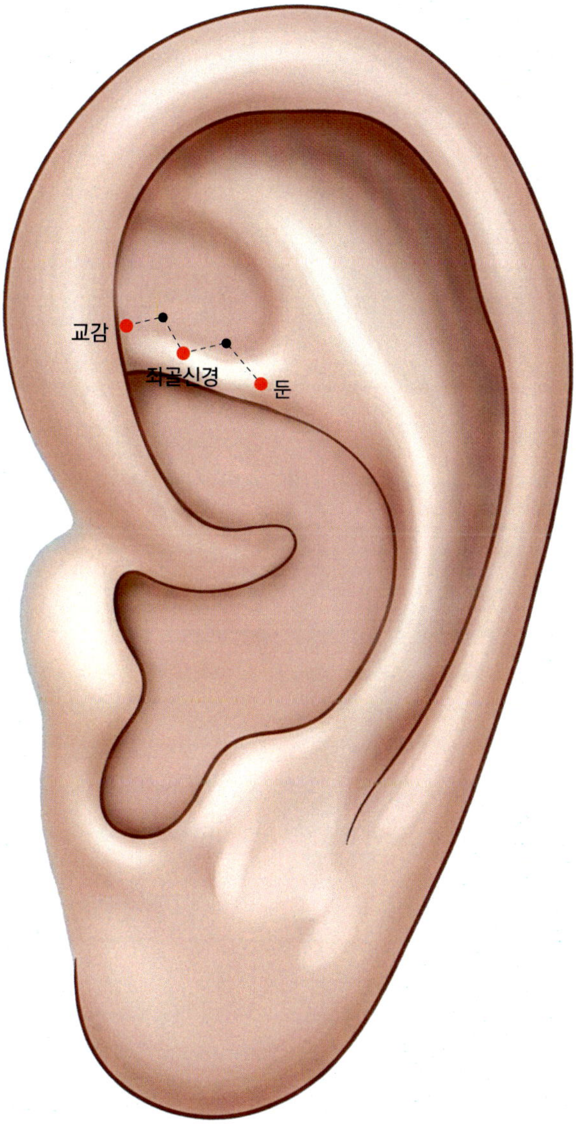

좌골신경(坐骨神經), 둔(臀), 교감(交感)

■ **좌골신경**(坐骨神經) **: 대이륜하각의 중앙지점**

천골신경총의 한 가지로, 다리의 운동과 감각을 담당하는 가장 길고 굵은 신경이다. 하퇴의 양쪽과 뒤쪽에 있는 근육 및 발등의 모든 근육을 지배하고 발등과 발바닥 부위의 피부 지각과 하퇴부 외측도 관장한다.

좌골신경통, 경락소통, 진정지통에 사용되는 혈이다.

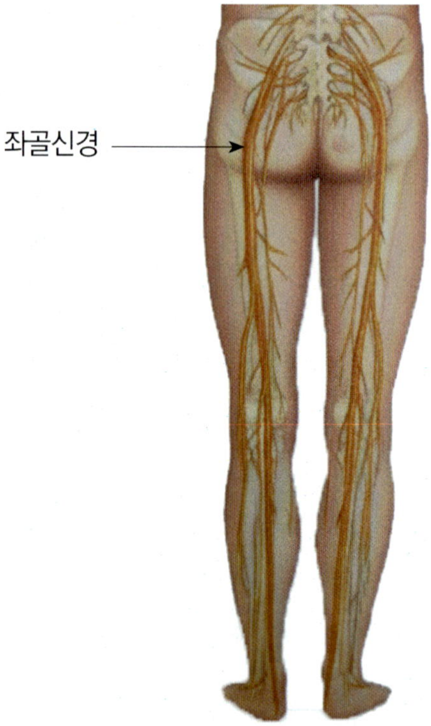

■ **둔**(臀) **: 대이륜하각에서 대이륜 쪽 끝 지점**

직립보행을 하는 인간에게 체중을 지탱하는 엉덩이와 관절에 질병이 생기면 걷기가 힘들어 일상생활에 심각한 영향을 끼친다.

엉덩이와 허리부위통증, 좌골신경통을 치료하는 혈이다.

■ 교감(交感) : 대이륜하각에서 이륜 쪽 끝 지점

자율신경기능(호흡, 소화, 순환, 흡수, 분비, 생식 등 사람의 생명활동을 조절한다)을 조절하여 자율신경문란, 자율신경실조증을 치료한다.
내장평활근을 조절해 내장에 대한 통증과 경련을 없애주므로 내장동통성질병, 위장관경련, 신장 및 수뇨관결석, 담결석, 위염, 위 및 십이지장궤양, 천식 등에 사용되지만, 배가 부어오르는 병이 있을 때는 이 혈을 사용하지 않는다.
혈관 수축 및 확장 기능을 조절하는 작용을 하므로 혈전폐색성맥관염, 정맥염, 대동맥염, 레이노병 등의 치료에 사용된다. 또한 선체(船體)에 대해 분비를 억제하는 작용이 있으므로 나한증, 어린이가 침을 병적으로 많이 흘리는 증상, 지익성피부염, 지익성탈모를 치료하며, 위산의 과다분비를 억제하는 혈이기도 하다.

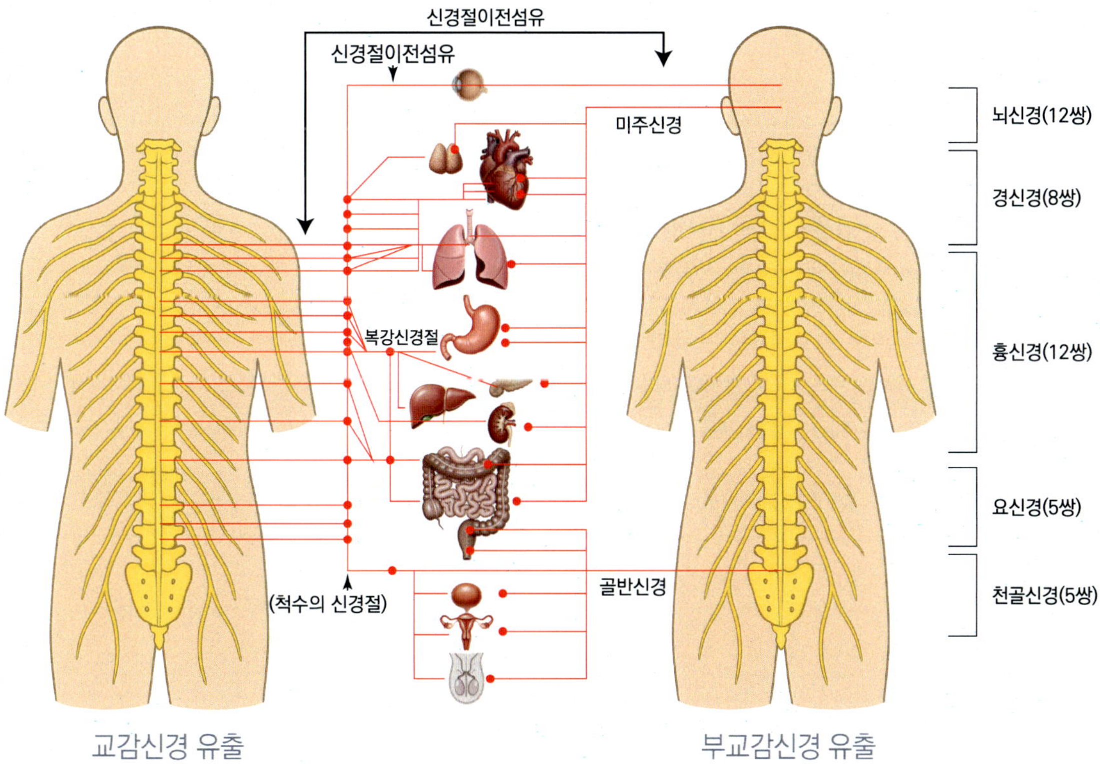

XIII. 삼각와(三角窩)

대이륜상각과 대이륜하각 사이의 삼각형 모양의 동굴처럼 생긴 곳으로, 내부 생식기와 골반에 해당한다.

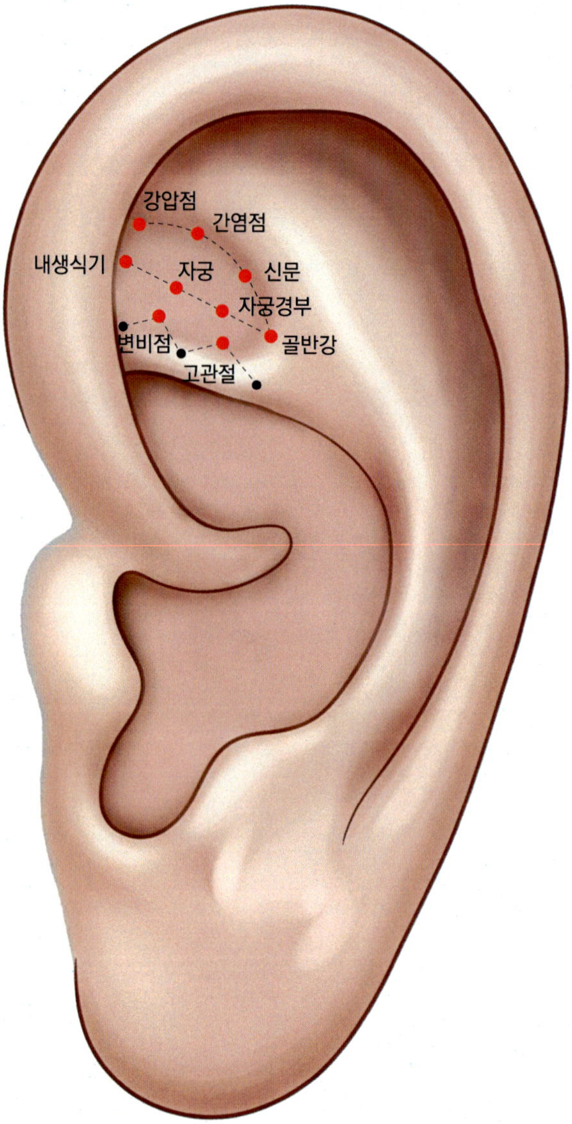

내생식기(內生殖器), 골반강(骨盤腔), 자궁경부(子宮頸部), 자궁(子宮), 강압점(降壓点), 간염점(肝炎点), 신문(神門), 변비점(便祕点), 고관절(股關節)

■ 내생식기(內生殖器) : 삼각와 중앙에서 이륜 쪽 끝 지점

내생식기는 난소, 난관, 자궁, 질을 말한다.
난소는 자궁 양쪽 난관 사이에 달려 있는 기관으로, 매월 좌우 난소에서 교대로 난자를 만들어 배출하고 여성호르몬(에스트로겐)을 생성한다. 난관은 자궁 양쪽에서 난소 쪽으로 뻗어 있는 관으로, 나팔관이라고도 한다. 난소에서 나온 난자가 자궁으로 이동하다가 정자와 만나 수정되는 곳이다.
월경불순, 폐경, 통경, 대하증, 성기능감퇴, 기능성자궁출혈(자궁내막에 다른 병변이 없이 출혈이 나타나는 것, 난소기능이상에 기인), 자궁내막증 등에 사용되는 혈이다.

■ 골반강(骨盤腔) : 대이륜상각과 대이륜하각이 분리되는 곳의 내측 지점

골반은 허리 부분을 이루고 있는 깔때기 모양의 골격이다. 후벽을 이루는 척추의 하부인 제5요추, 천골, 미골과 좌우의 관골로 형성되어 있다.
골반강은 골반으로 둘러싸인 체내의 공간을 말한다.아래복부동통, 통경(월경통), 골반강염, 전립선염, 골다공증에 사용되는 혈이다.

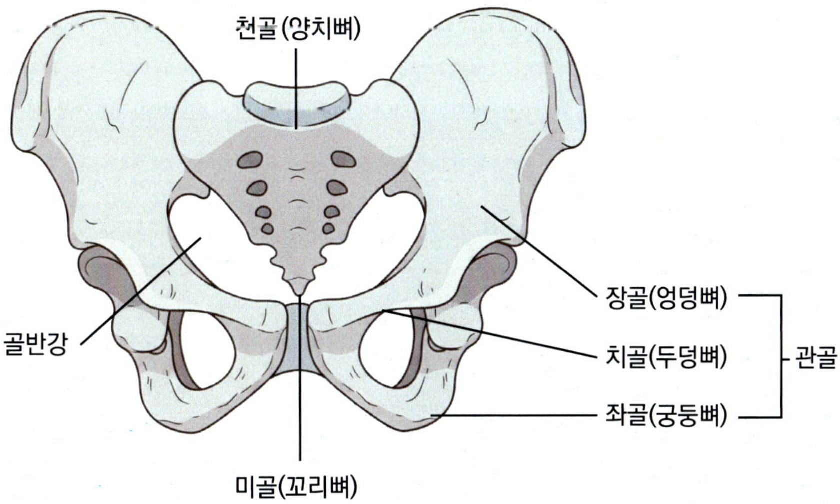

■ **자궁경부**(子宮頸部) : **내생식기와 골반강을 수평으로 3등분하여 골반강 쪽으로 1/3되는 지점**

자궁경부는 질 내부에 튀어나와 있는 자궁의 입구 부분으로, 아이를 분만할 때 열리는 곳을 말한다.

자궁염, 질염, 통경, 대하증 등에 사용되는 혈이다.

■ **자궁**(子宮) : **내생식기와 골반강을 수평으로 3등분하여 내생식기 쪽으로 1/3되는 지점**

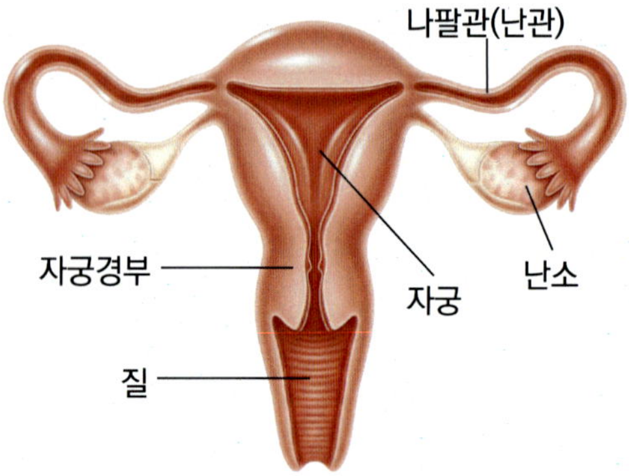

자궁은 수정란이 착상하고 태반이 부착되어 태아가 발생과 성장을 거쳐 출생에 이르기까지 머무는 곳이다. 분만 시에는 자궁근육이 수축하여 태아만출을 돕는다.

자궁염, 대하증, 통경, 폐경, 월경불순, 난관염, 기능성자궁출혈, 여성불임, 난소낭종, 임신중독증, 자궁탈수, 자궁내막증 등에 사용되는 혈이다.

■ **강압점**(降壓点) : **삼각와 내의 가장 위쪽 대이륜상각과 만나는 지점**

혈압을 내려주는 혈로, 고혈압을 진단하고 치유하는 혈이다.

■ **간염점**(肝炎点) : **강압점과 골반강혈을 3등분하여 강압점에서 1/3 되는 지점**

간염 및 간담질병을 치료하는 데 사용되는 혈이다.

■ **신문(神門) : 간염점과 골반강 사이 가운데 지점**

통증을 멈추게 하는 중요한 혈로, 심신을 진정시켜 여러 가지 질병에 다양하게 사용된다.

기침, 천식, 가려움증, 설사, 어지럼증, 고혈압, 불면증, 신경쇠약, 염증 및 고열, 다한증 등에 사용한다. 다만 신문혈의 특성인 진정 작용으로 인해 위축성위염, 간염후종합증 등에는 사용하지 않는다.

■ **변비점(便祕点) : 대이륜하각의 교감혈과 좌골신경점을 이등분하여 삼각와 내에서 만나는 지점**

변비점의 취혈을 통해 장자극을 활발하게 하여 변이 잘 나가게 하는 혈이다.

변비의 진단과 치료에 사용하며, 급성변비와 만성변비에 특효 혈이다.

■ **고관절(股關節) : 대이륜하각의 좌골신경점과 둔혈을 이등변하여 삼각와 내에서 만나는 지점**

엉덩이관절이라고도 하며, 골반과 대퇴골을 잇는 관절이다. 섬유성 연골의 관절순이 둘러싸고 나축성운동을 제한한다.

아래복부동통, 맹장염, 가래톳, 사타구니염, 정소정맥염(정자를 생산하는 고환 안의 정맥에 염증이 생기는 것) 등에 사용되는 혈이다.

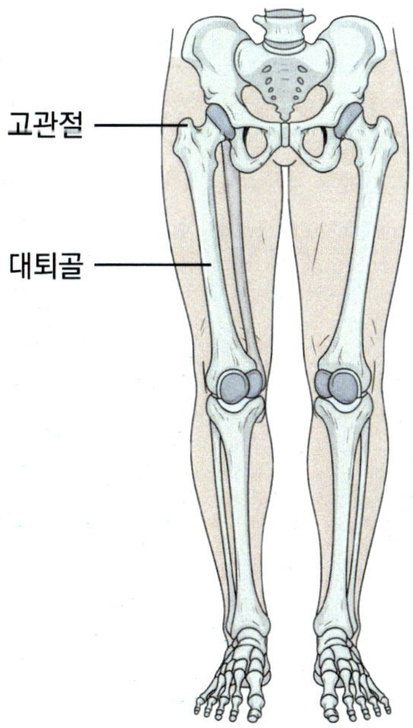

XⅣ. 이륜(耳輪)

귀의 가장 바깥쪽 귓바퀴를 말한다.

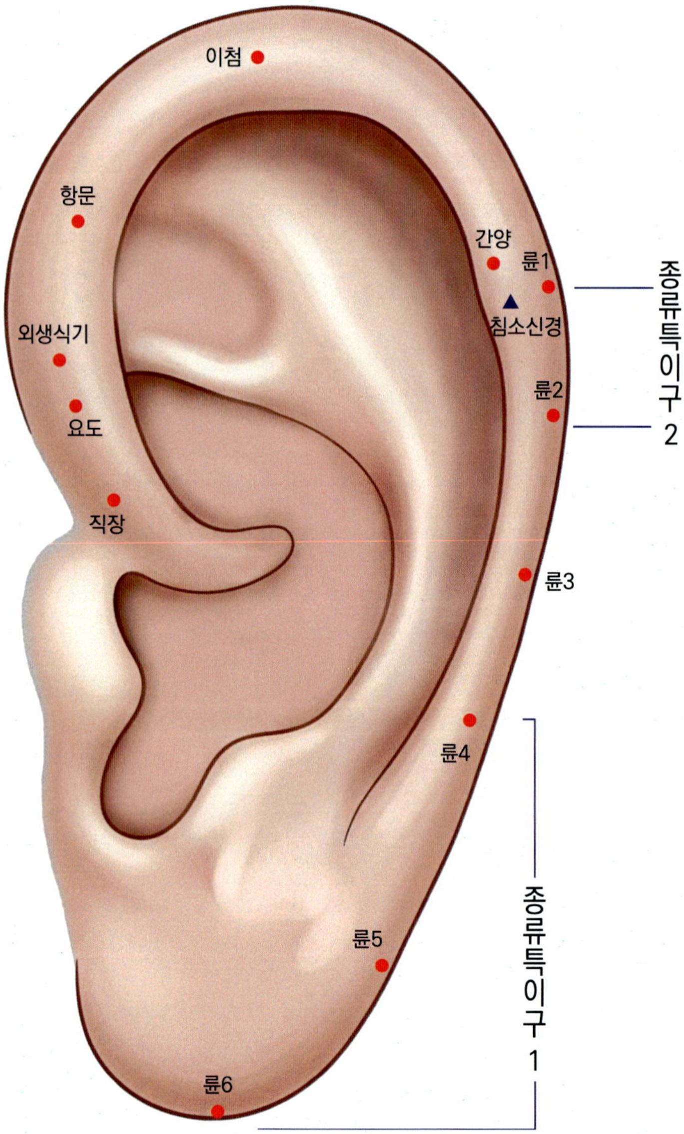

직장(直腸), 요도(尿道), 외생식기(外生殖器), 항문(肛門), 이첨(耳尖), 간양(肝陽), 침소신경(枕小神經), 륜(輪) 1~6, 종류특이구(腫瘤特異溝) 1·2

■ 직장(直腸) : 이륜에서 이륜각 주위의 대장혈과 수평이 되는 지점

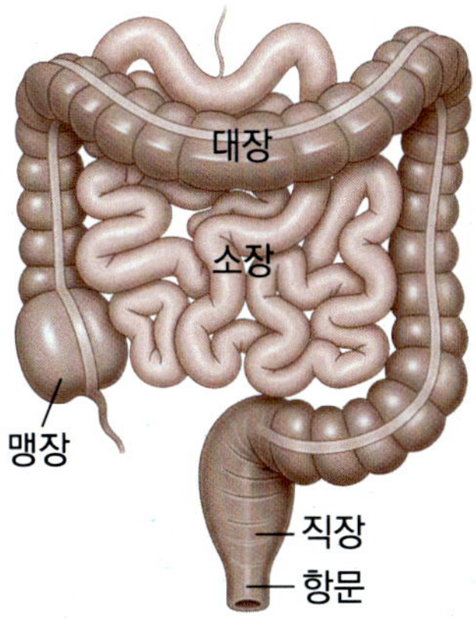

직장은 대장의 최하부, 즉 S결장에서 이어져 항문에 이르는 직선 부위이다.

내치, 외치, 탈항, 대변실금(자신의 의도와는 상관없이 갑자기 대변이 흘러나오는 현상), 변비, 이질, 장염, 치루수술후통증 등에 사용되는 혈이다.

■ 요도(尿道) : 이륜에서 이갑정의 전립선혈과 수평이 되는 지점

비뇨기계통감염을 진단하는 혈로, 요도감염, 방광염, 신우신염 등에 사용된다.

■ 외생식기(外生殖器) : 이륜에서 대이륜하각의 교감혈과 수평이 되는 지점

외생식기는 남녀 생식기의 몸 겉으로 드러나 있는 부분으로, 비뇨기의 말단부(요도의 외구)를 포함한다.

외부생식기질환인 음낭습진, 요도염, 외음부가려움증, 발기부진, 허리와 다리통증 등에 사용되는 혈이다.

■ 항문(肛門) : 이륜에서 삼각와의 강압점 바깥 지점

내치, 외치, 혼합치, 탈항, 항문가려움증 등에 사용되는 혈이다.

■ 이첨(耳尖) : 이륜의 가장 높은 곳

염증을 없애고 열을 내리며, 혈압을 낮추고 머리를 맑게 하고 눈을 밝게 하는 작용을 한다.

고열, 고혈압, 두통, 신경쇠약, 어지럼증, 눈병, 피부병 등에 사용하며, 침자 사혈하면 효과가 크다.

■ **간양**(肝陽) **: 이륜결절의 중간지점**

간양혈을 취하면 간에 쌓인 양기를 흩뜨려 몸과 마음을 편안하게 해준다.
간의 만성피로, 지방간, 간염, 스트레스 등에 사용되는 혈이다.

■ **침소신경**(枕小神經) **: 이륜결절 내측의 살이 뭉친 부분**

침소신경은 대이개신경과 마찬가지로 경신경총(C1-C4)의 C2와 C3에서 갈라져 나온 신경가지로, 목덜미와 그 인접 부분의 근육과 피부를 지배하며 몸, 사지, 관절 운동을 관리한다. 귀 윤곽에 직접 흐르는 신경이다.
후두통, 뇌외상후유증, 두부마비, 뇌동맥경화로 야기된 반신마비, 경추증, 귀윤곽동통 등의 진정지통에 사용되는 혈이다.

■ **륜**(輪) **1~6 : 이륜의 간양혈에서 편도선혈까지를 6등분하여 륜 1~6이라 한다.**

각종 염증성질환에 반응이 나타나며, 침자 사혈하면 염증을 없애고 열을 내려주므로 특히 소아경기, 발작, 경련 등에 빠른 효과를 볼 수 있다.

■ **종류특이구**(腫瘤特異溝) **1 : 륜 4~6까지의 구간**
■ **종류특이구**(腫瘤特異溝) **2 : 륜 1~2까지의 구간**

각종 종양에 반응이 나타나는 특정 구역으로, 특히 암증을 진단하는 데 중요하게 사용되는 혈이다. 또한 침자 사혈할 경우 염증을 없애고 열을 내려주는 소염퇴열작용을 한다.

MEMO

- 부록 -

스페셜 가이드

Ⅰ. 척추

척추는 우리 몸을 지탱하는 기둥이며, 척수를 보호하는 중요한 역할을 한다. 경추(목뼈)는 7개, 흉추(등뼈)는 12개, 요추(허리뼈)는 5개, 천추(천골)은 5개, 미추(미골)은 4개로 척추는 모두 33개의 뼈로 이어져 있다.

척수는 뇌의 가장 아래쪽에 있는 연수 아래로 뻗어 있으며, 척추 안쪽에 위치한다.

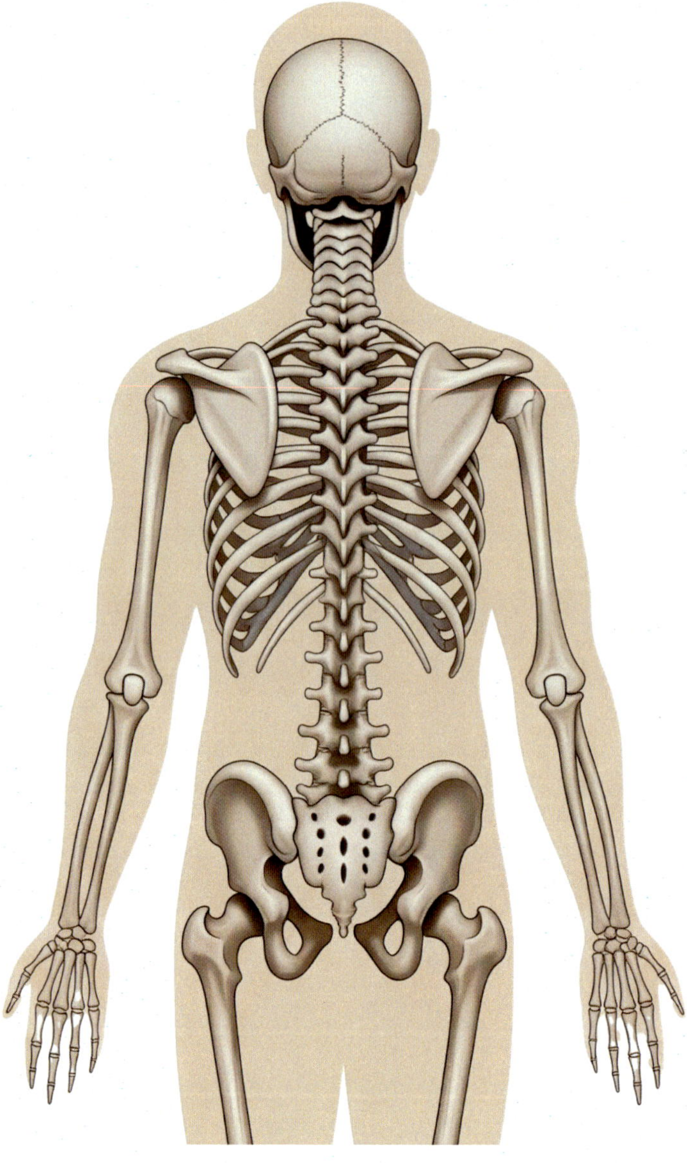

요추와 천추, 미추 골반의 신경에 의해 나타날 수 있는 질환들

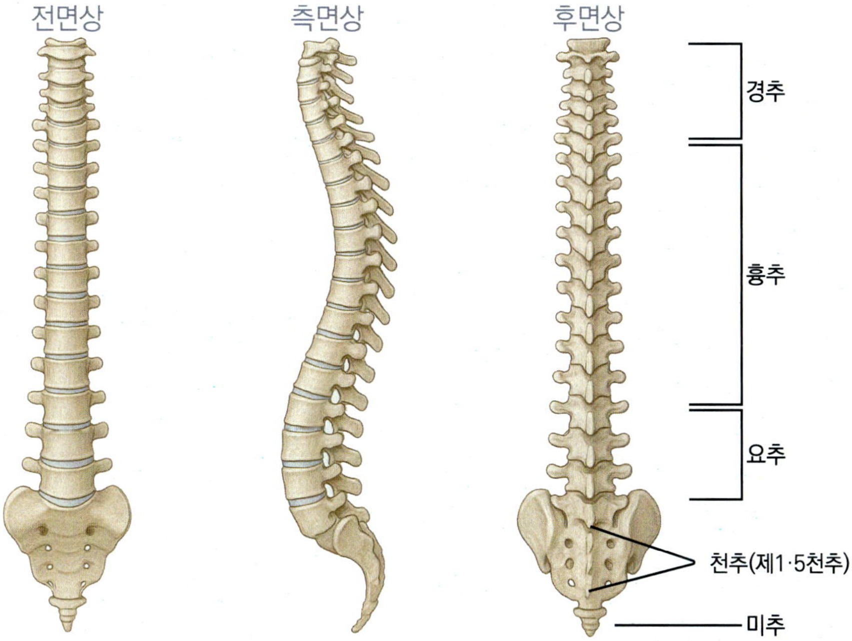

1. 경추

경추(cervical vertebrae)	
기관	내용
경추1	활추라고 하며 두개골을 받치는 관절면이 있으며 추체와 극돌기가 없다.
	뇌하수체, 두피를 지배하며 교감신경계 등에 혈액을 공급한다. 머리혈액순환이상, 뇌하수체선장애, 두피신경이상, 탈모, 뇌졸중, 뇌출혈, 이명증, 내이와 중이, 교감신경계이상, 두통, 신경과민, 불면증, 고혈압, 코감기, 편두통, 신경쇠약, 건망증, 현기증, 만성피로…….
경추 2	축추라고 하며 목의 회전을 돕는다.
	눈, 시신경, 청(각)신경, 정맥, 혀, 이마 등을 지배하며 알레르기, 축농증, 부비강염, 실신, 안구건조증, 안구통, 눈충혈, 눈 주위의 통증, 귀앓이, 시력장애, 사시(유아의 사팔뜨기), 귀먹음, 눈이 침침해지거나 두통.
경추 3	귀(외이, 이명, 중이염), 삼차신경, 치아, 뺨 등을 지배하며 치아 신경통, 신경염, 여드름, 습진, 피부발진(알레르기비염) 등을 일으킨다.
경추 4	코, 입, 입술, 구씨관을 지배하며 카타르병(백일해), 고초열(건초열), 콧물, 청력감퇴(난청, 중이염), 인후, 편도선염, 이하선, 비대증…….

경추 5	인두, 경선, 성대를 지배하며, 성대, 인두염, 후두염, 목쉼(쉰 목소리), 어깨가 저리고 아픔(상완), 후두통증.
경추 6	어깨, 경부근육, 편도선을 지배하며, 목덜미와 상완부에 통증을 일으키며 어깨에서 팔을 지나 엄지손가락까지 당기고 아픔. 목근육, 어깨, 편도선, 뻣뻣한 목, 팔 윗부분의 통증, 위막성 후두염, 만성기침(백일해성 기침)을 유발한다.
경추 7	갑상선, 어깨, 팔꿈치의 혈액낭을 지배하며 어깨에서 팔을 지나 가운데손가락까지 당기고 아픔. 갑상선질환, 어깨의 활액낭, 팔꿈치통증, 잦은 감기…….

경추 앞쪽으로 심장박동, 호흡, 소화기능을 조절하는 자율신경, 양쪽에는 대뇌에 혈액을 공급하는 동맥이 지나간다.

2. 흉추(Thoracic vertebrae)

12개의 척추로 구성. 흉추에서 나오는 신경에는 교감신경이 포함되어 심장기능, 소화기능, 피부발한, 혈관수축 등의 자율신경기능과 밀접히 연관된다.

흉추신경

기관	내용
흉추 1	감각신경 : 상환내측전완부, 손, 손목, 식도, 기관지(내측상완피부신경)를 지배, 천식, 호흡곤란 수지의 통증 기침(팔아래부분통증, 상완부분도 포함) 등을 초래한다.
흉추 2	심장과 관상동맥을 지배하며 심장기능장애와 흉통을 초래한다.
흉추 3	폐, 기관지, 늑막, 흉부 유두를 지배. 기관지염, 늑막염, 폐렴, 유행성 감기 등이 온다.
흉추 4	담낭과 담관을 지배하는 신경으로서 황달을 일으키며 담도나 담낭에 질환을 초래한다. 황달, 대상포진을 일으킨다.
흉추 5	간장, 복장신경총(복부내장신경신경망)을 지배. 혈액순환에 문제를 일으키며, 관절염, 심장질환, 간장병, 빈혈, 저혈압, 발열을 일으킨다.

흉추 6	위를 지배하며 위의 질환인 신경성위장병, 소화불량과 그로 인한 두통의 원인이 된다.
흉추 7	십이지장, 췌장, 랑게르한스섬(췌장내부의 분비물) 지배. 당뇨병, 십이지궤양, 위염을 초래한다.
흉추 8	비장과 횡격막을 지배하며 면역계통질환을 일으키며 딸꾹질을 초래한다.
흉추 9	부신과 신장을 지배하며 알레르기 담 마진 등이 나타난다.
흉추 10	신장을 직접 지배. 신장병, 신염, 만성피로, 신우염, 동맥경화 등이 나타난다.
흉추 11	신장과 뇨관을 지배. 여드름, 습진, 부스럼 등 피부문제를 일으킨다.
흉추 12	소장. 난관, 임파기 계통을 지배하며, 류머티스, 불임증을 초래한다.
흉추 5, 6번	허리를 수그리거나 펴는 일을 한다.

3. 요추(Lumbar vertebrae)

기관	내용
제1L	대장과 결장을 지배. 대장질환, 변비, 대장염, 이질, 설사, 파열 또는 탈장, 사타구니 통증.
제2L	하퇴부, 발, 발목 등을 지배. 충양돌기, 복부, 다리 윗부분의 경련(허벅지가 쥐가 날 때), 호흡곤란.
제3L	성기, 난소, 자궁, 방광, 고환 등을 지배. 생식기, 자궁, 방광, 무릎이상, 방광에 생기는 질병, 심한 생리통으로 생리불순, 수면 시 식은땀(도한), 무기력, 유산, 무릎통증.
제4L	전립선, 요추근육, 좌골신경을 지배. 전립선, 아래 등쪽의 근육, 좌골신경이상, 좌골신경통, 요통, 힘들고 통증을 수반하거나 잦은 배뇨 등의 통증.
제5L	충수, 하복부, 맹장, 대퇴부를 지배. 다리 아랫부분, 발목·발·다리의 혈액순환장애, 부은발목, 약한발목, 약한다리, 찬발, 다리의 경련(종아리 쥐).

4. 천추(Sacrum) : 좌골, 엉덩이, 굴곡척추, 방광, 생식기

기관	내용
제1, 2S	골반, 대퇴 외측 내전을 지배. 하퇴후면, 발바닥 양옆 지배.
제3, 4, 5S	하좌골, 방광 등을 지배.

5. 미추(꼬리뼈, Coccyx) : 직장, 항문치질, 가려움증, 꼬리뼈 통증

6. 골반

허리부분을 형성하는 깔때기 모양의 골격을 가리키는데, 제5요추·선골·미저골과 좌우의 관골로 형성되어 있다. 성개·분비기관·소화기관의 하부를 수용, 보호하는 역할을 하고, 양쪽 다리와 연결되어 몸을 지탱하게끔 한다. 특히 골반은 남녀차가 뚜렷한데, 남자에 비해 여자의 골반은 낮고 넓다.

7. 척추와 하체의 연관성

T는 흉추(Thoracic vertebrae), L은 요추(Lumbar vertebrae), S는 천추(Sacrum)를 뜻한다.

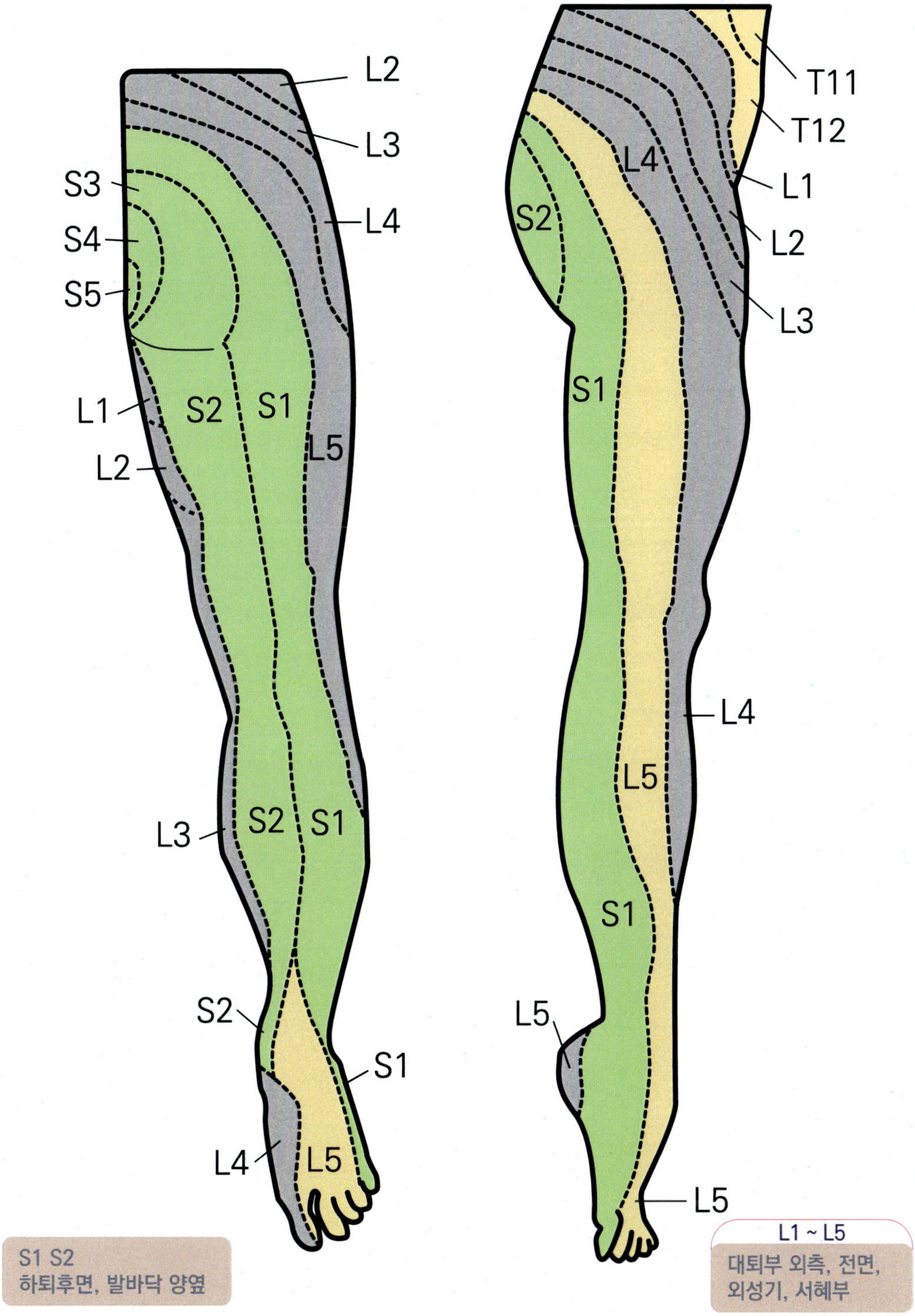

II. 오장육부

오장은 간, 심, 비, 폐, 신을 말하고 육부는 담, 위, 소장, 대장, 방광, 삼초를 말한다. 오장육부는 인체의 중요한 장기지만 형태와 기능 면에서 서로 구별되며 생리활동이나 병리변화의 측면에서는 상호 밀접한 관련이 있다.

오장은 생명활동의 중요한 요소인 정(精), 기(氣), 신(新), 혈(血), 혼(魂), 백(魄)의 저장소로서 이를 활성화하고 신진대사를 촉진함으로써 생명을 유지시키는 중요한 기능과 정신기능의 근원인 동시에 감정발현의 근본이 되는 것이다. 오장은 정기를 축적하여 배설하지 않으므로 충만하되 실하지는 않다고 한다.

육부의 기능은 주로 수분과 음식물의 수납·소화·흡수·전도·배설 등의 기능을 통해 정(精)과 기(氣)를 만들고 음식물의 영양분이 흡수되고 찌꺼기는 대변과 소변으로 배출시키는 역할을 한다. 육부는 소화된 물질을 전달하고 축적하지는 않으므로 실하되 충만하지는 않는다고 한다.

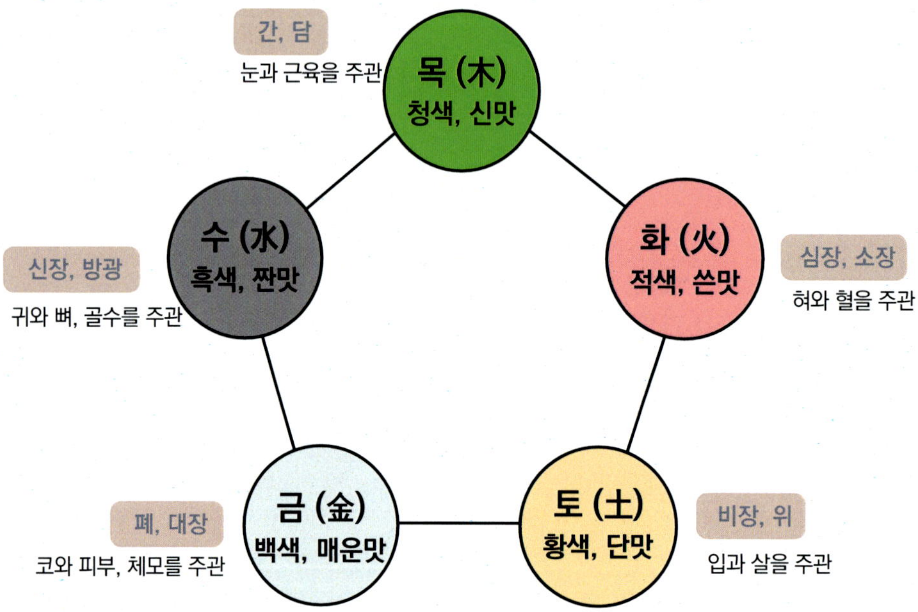

부위와 기능	
폐의 숙강작용	신장 : 납기주관 호흡은 폐의 기능이나 신장이 폐의호흡기능을 도와준다는 의미
순환기능	심장 : 혈액주관. 순환의 동력. 폐 : 백맥이 모여 혈액순환에 참여. 간 : 혈액저장. 혈량조절. 비장 : 혈액의 흐름을 통제하여 혈맥 밖으로 넘쳐나지 않게 조정.
신경기능	심장 : 대뇌에 작용하여 뇌의 반응. 심리활동의 중심. 신지주관 비장 : 사고 활동 기능.
근골격기능(운동기능)	신장 : 골 주관. 동작관여. 간 : 근 주관. 관절의 굴신 관장. 비장 : 전신의 기육과 사지주관.
수분대사기능	비장 : 체액이 체내에 적체되는 것을 막아주는 역할. 폐 : 수도의 통제를 주관 → 체내의 진액을 잘 흐르고 잘 배설하게 하는 기능. 신장 : 수액 대사 주관 → 수액의 운반, 산포, 배설기능. 방광 : 오줌의 저장과 배설의 주관. 삼초 : 기화(氣化)를 주관.
생식기능	신장, 비장, 여자포(자궁), 충맥, 임맥 : 여성의 생식기능 주관.
내분비기능	신장 : 내분비선 조절기능.

Ⅲ. 경락마사지용 경혈도

1. 족궐음간경(다리 내측, 내·외 생식기, 허벅지 내측, 엄지발가락에서 내장으로)

간경은 담경과 음양 한 쌍의 경락이다.

근육이완이나 경직, 경련, 졸도, 월경폐지나 월경불순, 부인과질환, 심장질환, 오줌이 자주 마려울 때, 복막염, 무릎관절염, 좌골신경통, 간장질환, 담석증, 늑막염, 비장질환, 경련, 만성위질환 등의 치료에 효과가 있다.

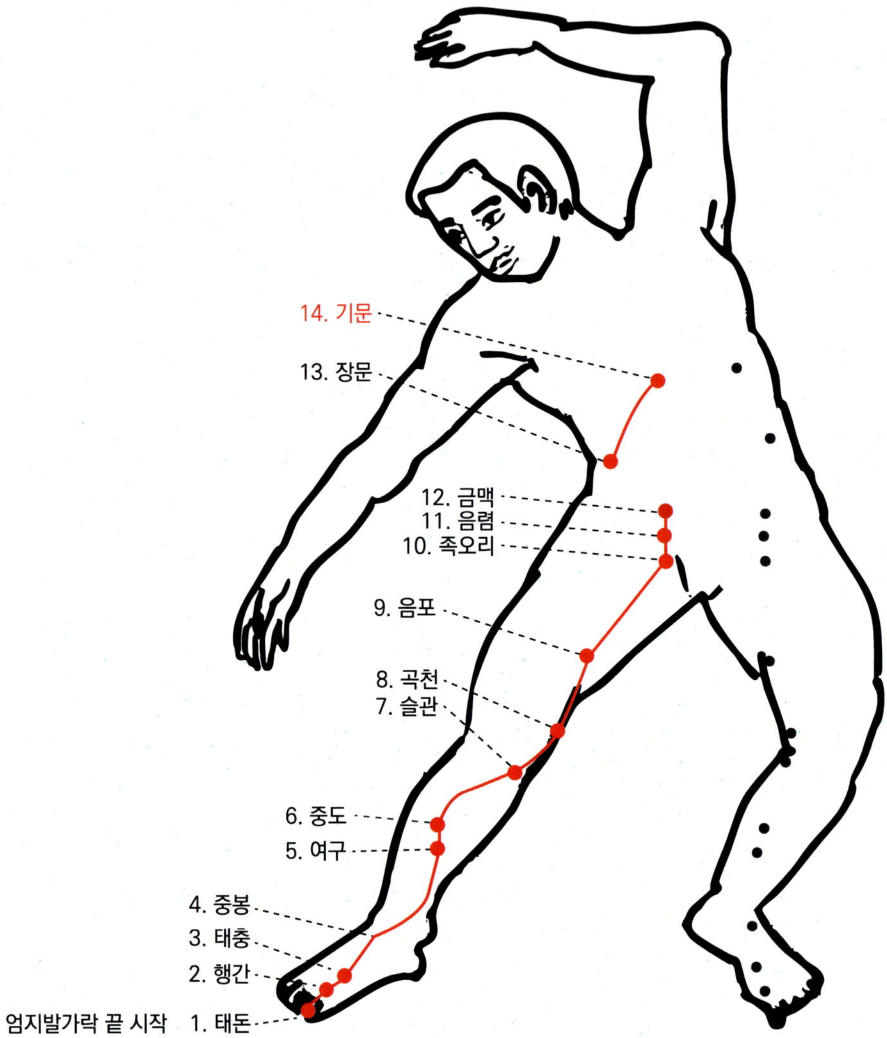

2. 족소양담경(다리 측면, 안면에서 넷째발가락으로)

뇌일혈, 두통, 감기, 콧병, 담낭질환, 황달, 늑막염, 늑간신경통, 위질환, 신장병, 하복통, 좌골신경통, 하복부의 냉증, 모든 부인병, 방광질환, 편두통, 하지신경통, 안면신경통, 내장출혈, 모든 냉기에 의한 질병 등의 치료에 효과가 있다.

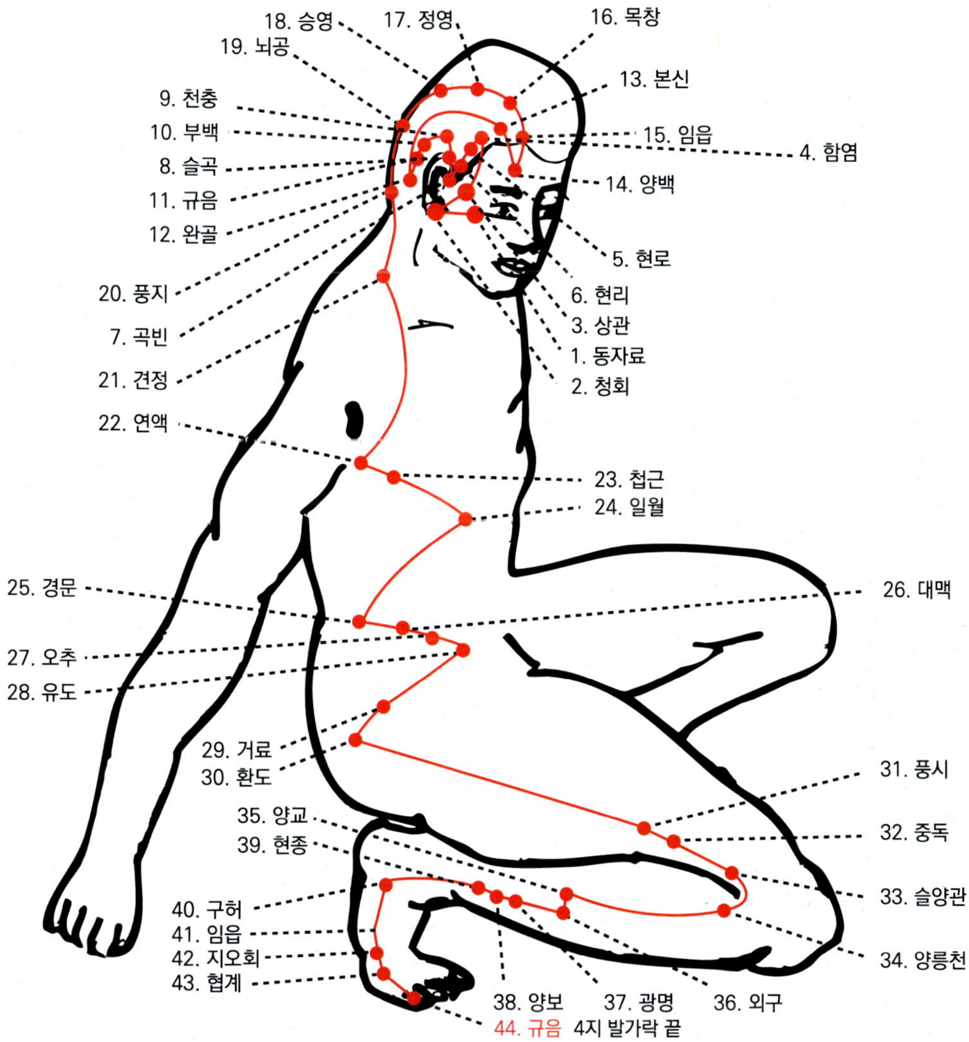

3. 수소음심경(내장에서 새끼손가락으로)

심장병, 이명, 변비, 류머티즘, 신경통, 편도선염, 발성논란 등의 언어장애, 폐결핵, 눈충혈, 천식, 피로회복, 심한어깨결림, 호흡장애, 자궁출혈, 항문출혈, 팔꿈치, 관절통, 신경쇠약, 고혈압 등의 병에 효과가 있다.

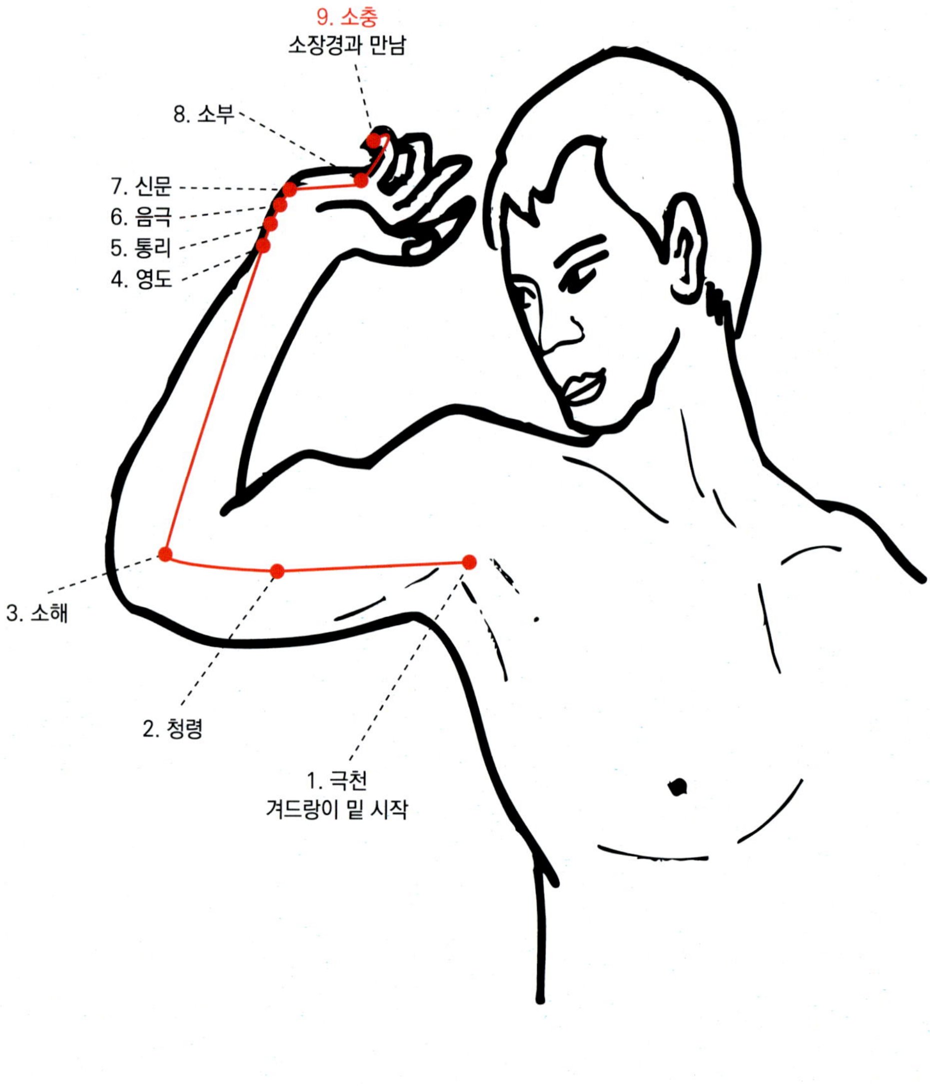

4. 수태양소장경(양의 성질. 손등을 본다, 새끼손가락에서 안면으로)

소장경은 심경과 음양 한 쌍으로, 팔의 안과 밖에 위치해 있다.
고혈압, 심장병, 신경통, 오십견, 이명, 혈압방진, 뇌일혈, 부인병, 척골신경통, 마비, 어깨결림, 변비, 목이 뻣뻣해지는 증상, 안면신경마비 등의 치료에 효과가 있다.

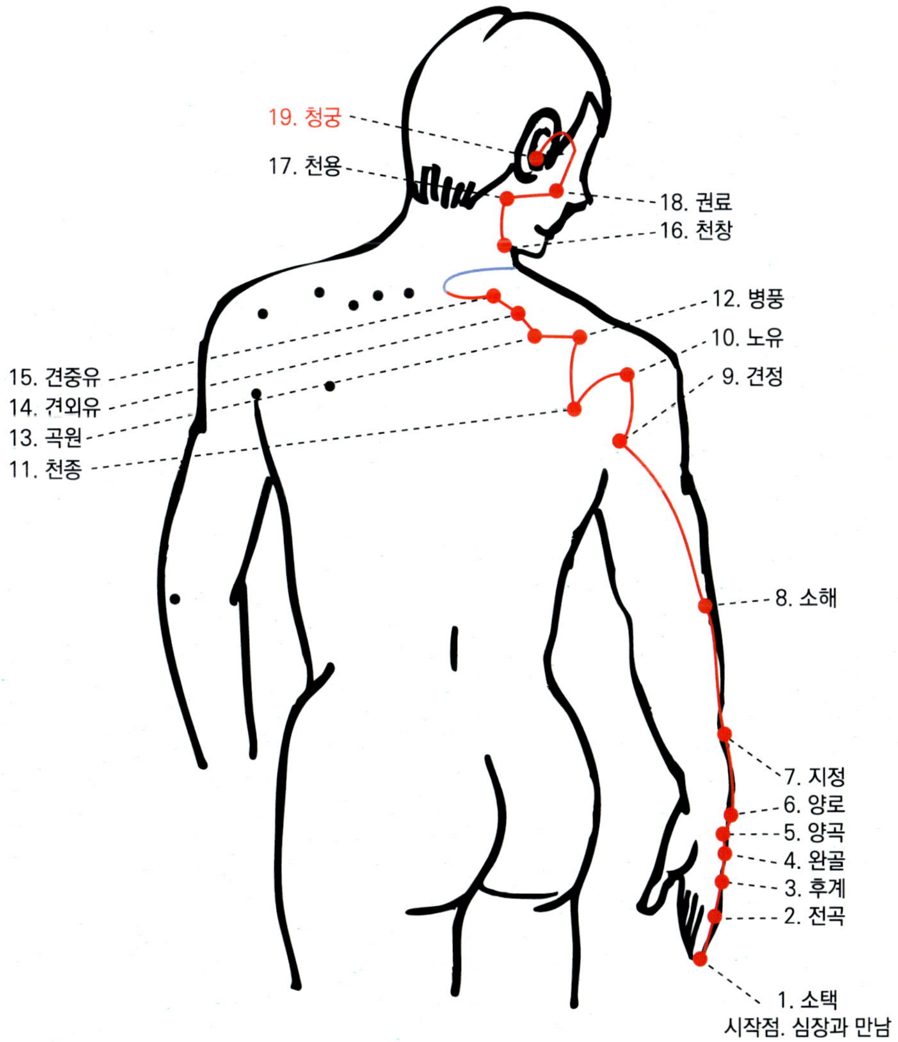

5. 족태음비경(내측, 엄지발가락에서 내장으로)

비경은 위경과 음양 한 쌍의 경락으로, 다리의 안과 밖에 위치해 있다. 어혈의 정화, 월경불순, 식중독, 임신중독, 결핵, 부인과질환, 신장, 하지마비, 각기병, 당뇨병, 심한졸음, 장질환, 변비, 늑간신경통, 천식, 유아천식 등의 치료에 효과가 있다.

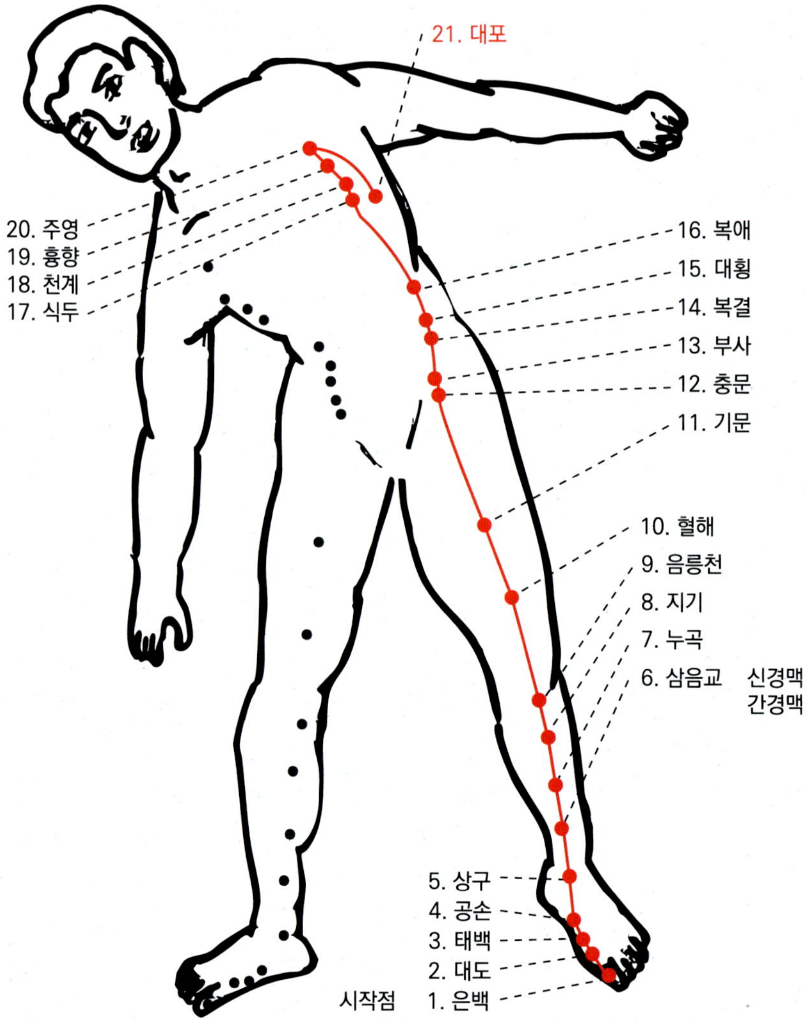

6. 족양명위경(안면에서 둘째발가락으로)

위경은 거의 모든 질병과 관계가 있다.

치통, 안면신경마비, 위암, 위궤양, 폐결핵, 장질환, 신장병, 변비, 자궁내막염, 대하증, 월경불순, 방광질환, 하복부질환, 복부의 냉증, 만성위질환, 무릎관절냉증, 무릎관절염, 설사, 구토증, 위통 등의 병에 효과가 있다.

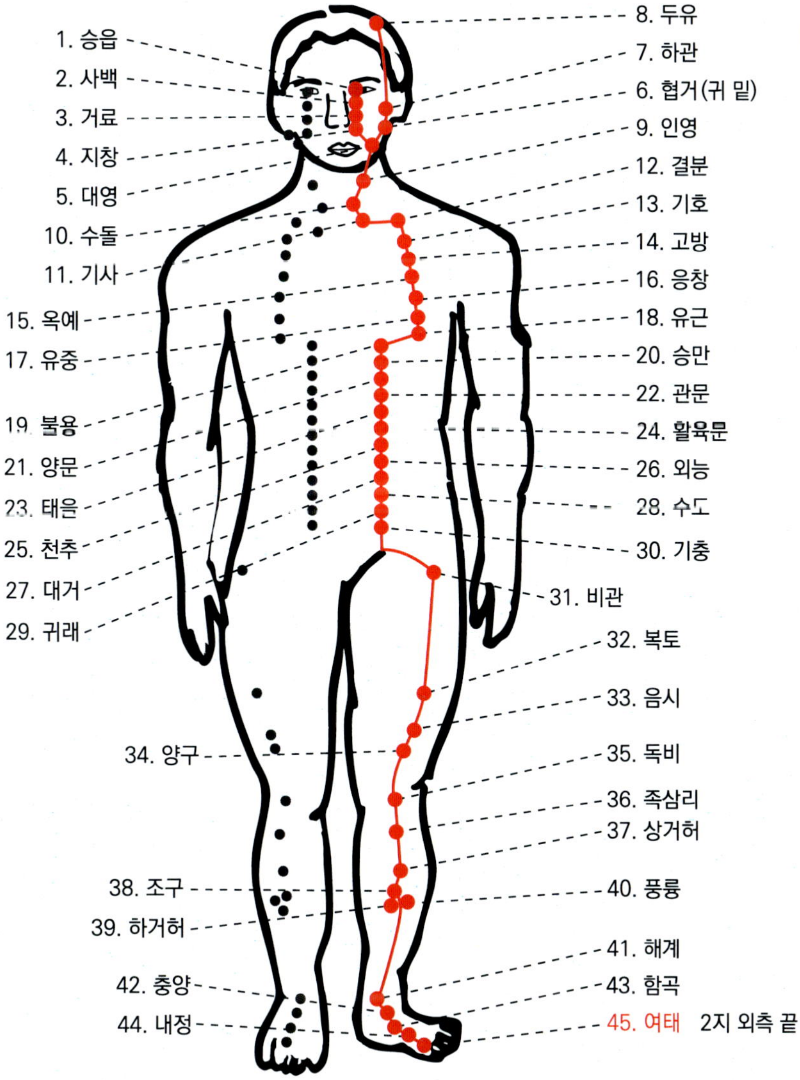

7. 수태음폐경(내장에서 엄지손가락으로)

천식, 폐결핵, 갱년기장애, 동맥경화증, 어깨관절의 류마티즘, 편도선 비대, 목구멍이나 기관지에 생긴 질병, 폐렴, 감기, 기침, 출혈, 탈항, 치질 등의 병에 효과가 있다. 고혈압, 코피, 심장병, 가슴앓이, 편두통, 구토, 손목관절, 설사, 중풍, 황달에 효과가 있다.

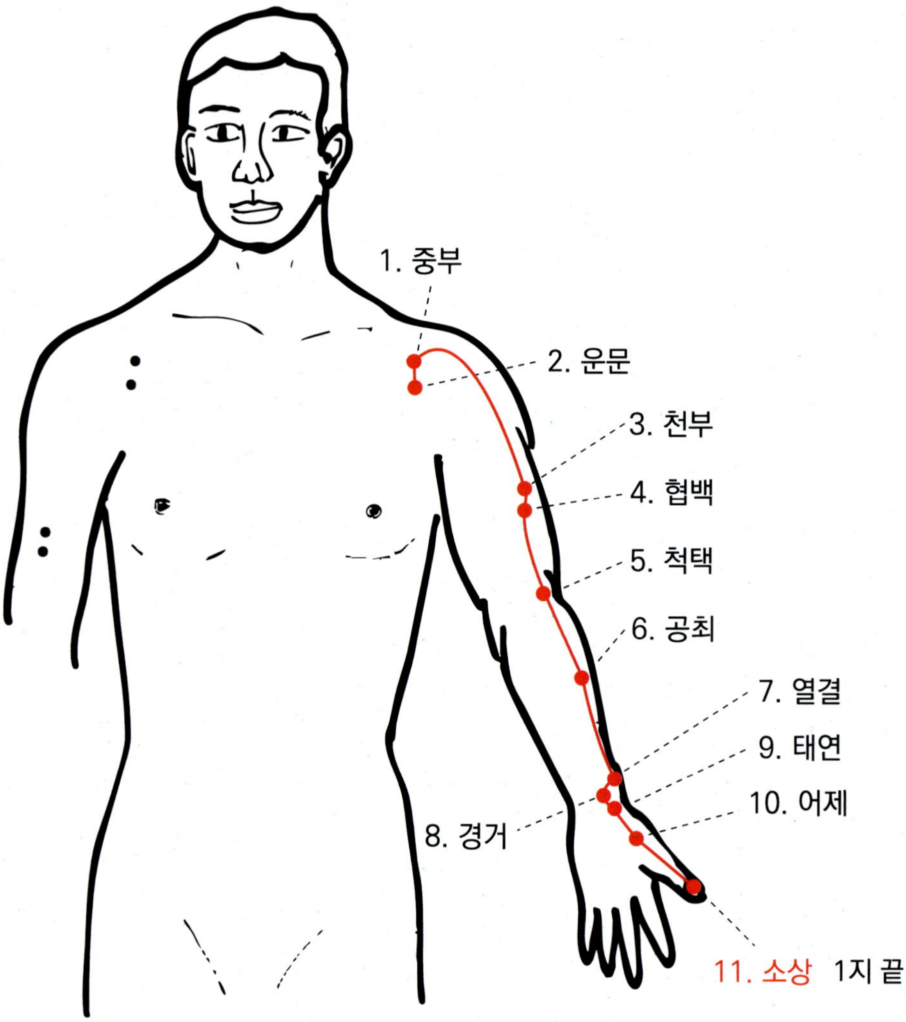

8. 수양명대장경(집게손가락에서 안면으로)

대장경과 폐경은 음양 한 쌍의 경락으로, 팔의 앞면과 뒷면에 위치해 있다. 치질, 고혈압, 뇌일혈, 뇌출혈, 중풍, 안면신경마비, 팔신경통, 팔저림, 손마비, 두통, 치통, 편도선염, 인후통, 임파선염, 폐렴, 기관지, 기침, 천식, 가래, 코피, 비염, 축농증 등 코에 생긴 질병, 후각마비, 소화불량, 설사, 복통, 입술이 틀 때, 피부병, 귀가 멍할 때 효과가 있다.

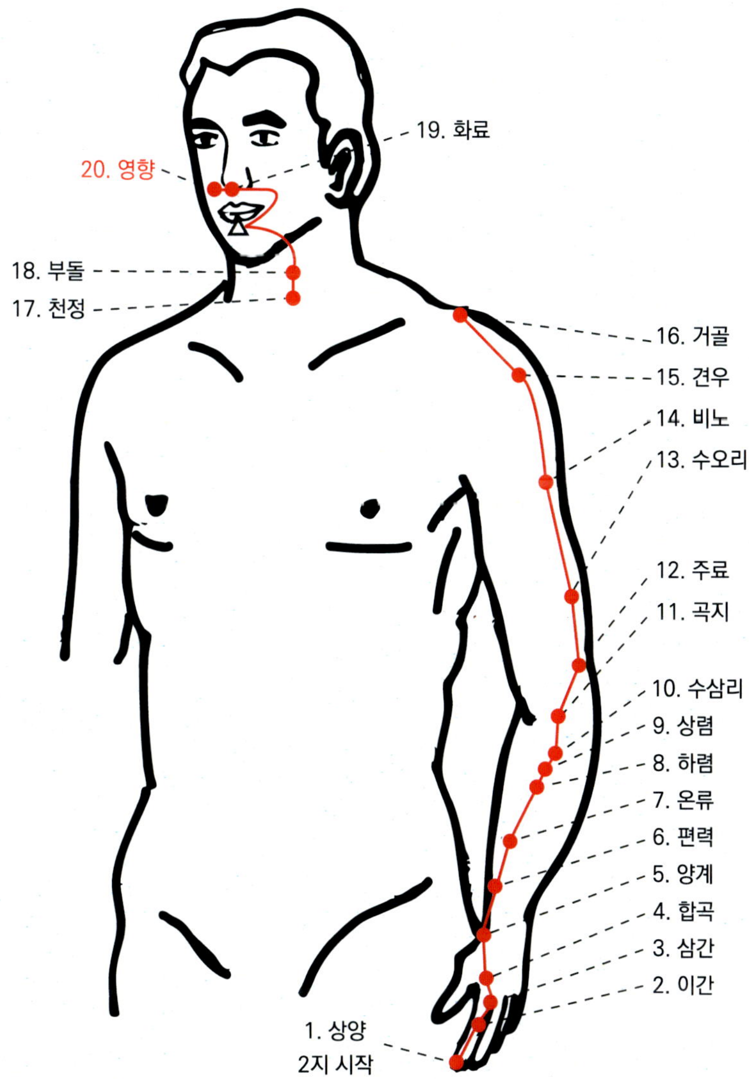

9. 족소음신경(새끼발가락에서 내장으로)

정신(精神) 중에서 정(精), 즉 정기(精氣)를 관장하는 곳이 신경이다.

신장병, 뇌일혈, 하지마비, 약물중독, 모든 만성병, 인후통, 편도선, 귓병, 당뇨병, 복막염, 위장병, 호흡기질환, 감기, 천식, 바제도병, 장질환, 방광질환, 머리가 무거울 때, 부인병, 생식기질환, 심장병, 결핵, 신경쇠약 등의 치료에 효과가 있다.

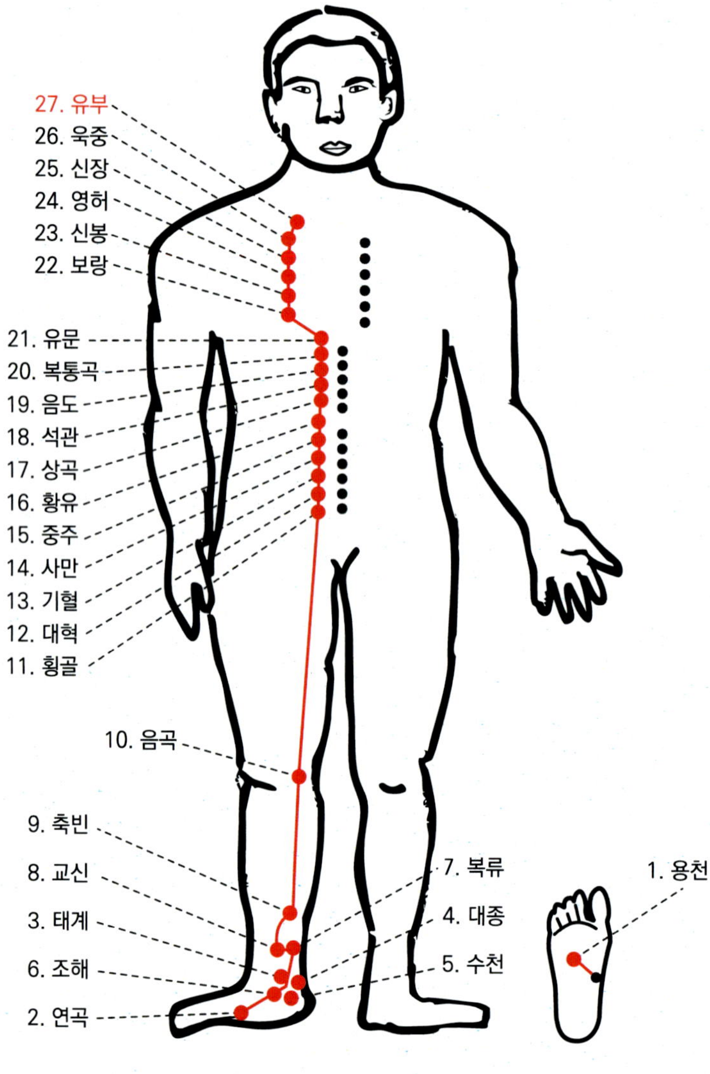

10. 족태양방광경(안면에서 등을 거쳐 새끼발가락으로)

방광경은 우리 몸 뒤쪽 머리 꼭대기에서 발가락 끝까지 전체를 통과하는 경락이다.

거의 모든 병의 시술점이 있다고 할 수 있다. 6장 6부의 경락 중 가장 길고 중요하며 혈의 수도 가장 많은 경락이다. 뇌출혈, 뇌일혈, 혈압항진, 이명, 현기증, 신경쇠약, 불면증, 코막힘, 축농증, 두통, 머리가 무거운 증상, 눈병, 감기, 코피, 인후통, 편도선염, 뇌막염, 고혈압, 폐결핵, 백일해, 어깨결림, 심장판막증, 심계항진(가슴이 두근거리면서 불안해하는 증상), 협심증, 폐협, 늑막염, 천식, 시력감퇴, 야맹증, 담낭의고장, 냉증, 편두통, 간장질환, 비장질환, 위질환, 불면증, 건망증, 히스테리, 생식기질환, 방광질환, 좌골신경통, 당뇨병, 대장질환, 설사, 변비, 류머티즘, 자궁출혈, 요통 등의 치료에 효과가 있다.

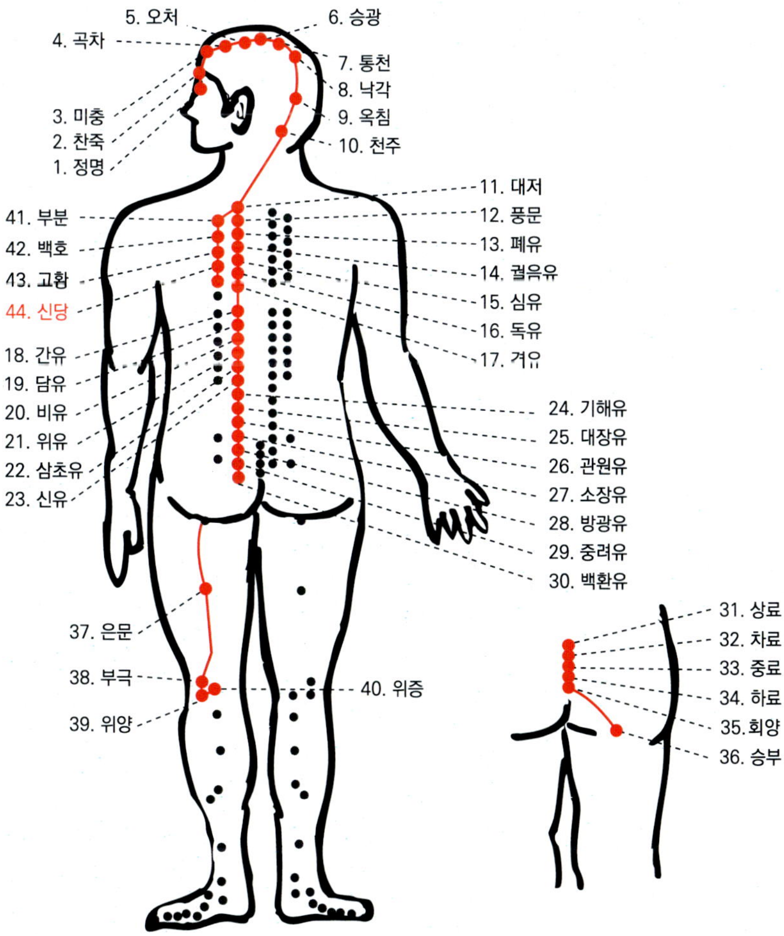

11. 수궐음심포경(내장에서 가운데손가락으로)

횡격막 위에 있는 모든 질병에 효과가 있다.

심장병, 폐결핵, 천식, 신경쇠약, 늑막염, 유방통, 피로회복, 기침, 팔꿈치관절염, 류머티즘, 출혈성질환, 손 마비 등의 치료에 효과가 있다

.

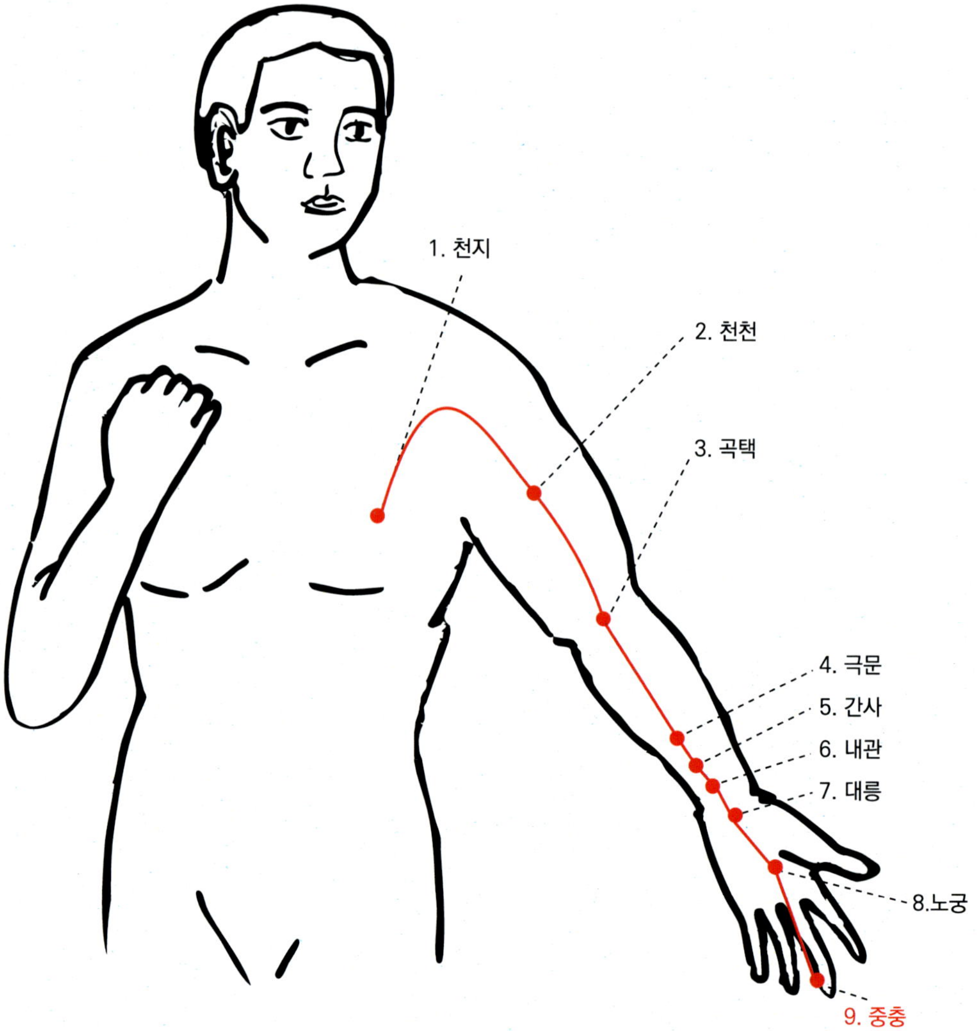

12. 수소양삼초경(약지에서 안면으로)

모든 부인병, 갱년기장애, 변비, 소장질환, 맹장, 난청, 이명, 두통, 출혈성질환, 월경이상, 피로회복, 중이염, 치통, 어깨결림, 상지신경통, 편두통, 눈병 등의 치료에 효과가 있다.

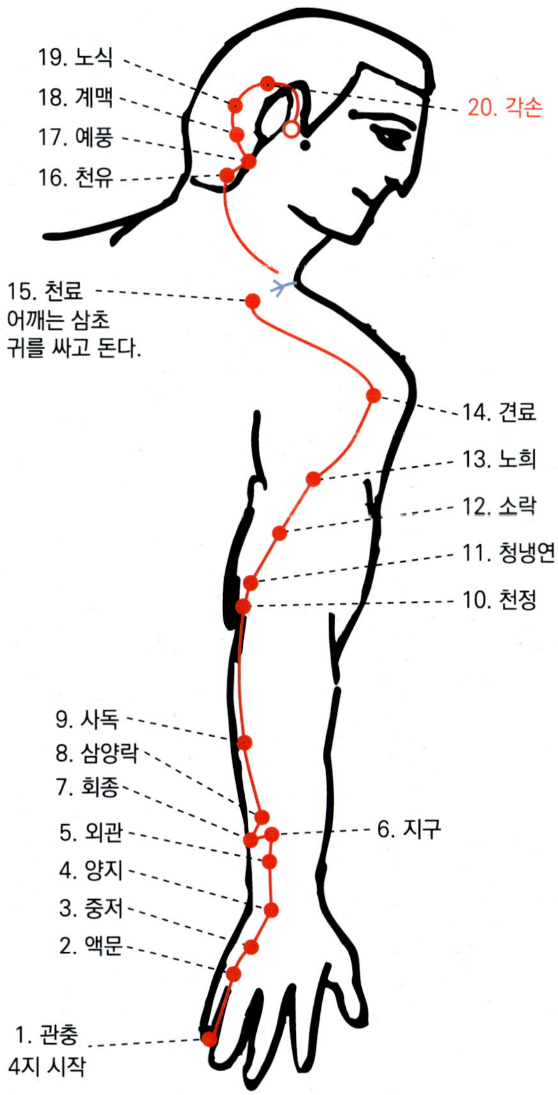

Ⅳ. 이혈건강법과 연관된 발의 반사구 도표

1. 이혈건강법과 함께하는 발바닥 반사구

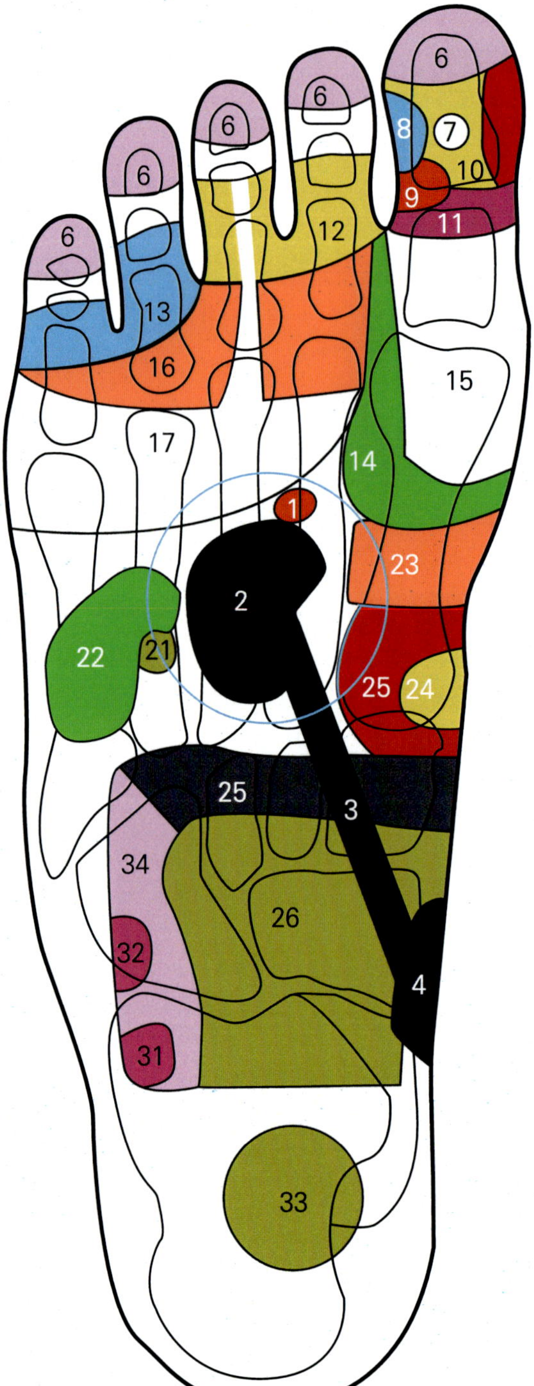

1	부신
2	신장
3	수뇨관
4	방광
5	요도/음도
6	전두동
7	뇌하수체
8	삼차신경
9	소뇌
10	대뇌
11	목
12	눈
13	귀
14	갑상선
15	부갑상선
16	승모근
17	폐/기관지
21	담낭
22	간장
23	위장
24	췌장
25	십이지장
31	맹장
32	회맹판
33	생식선(난소, 고환)
34	상행결장

2. 이혈건강법과 함께하는 발바닥 반사구

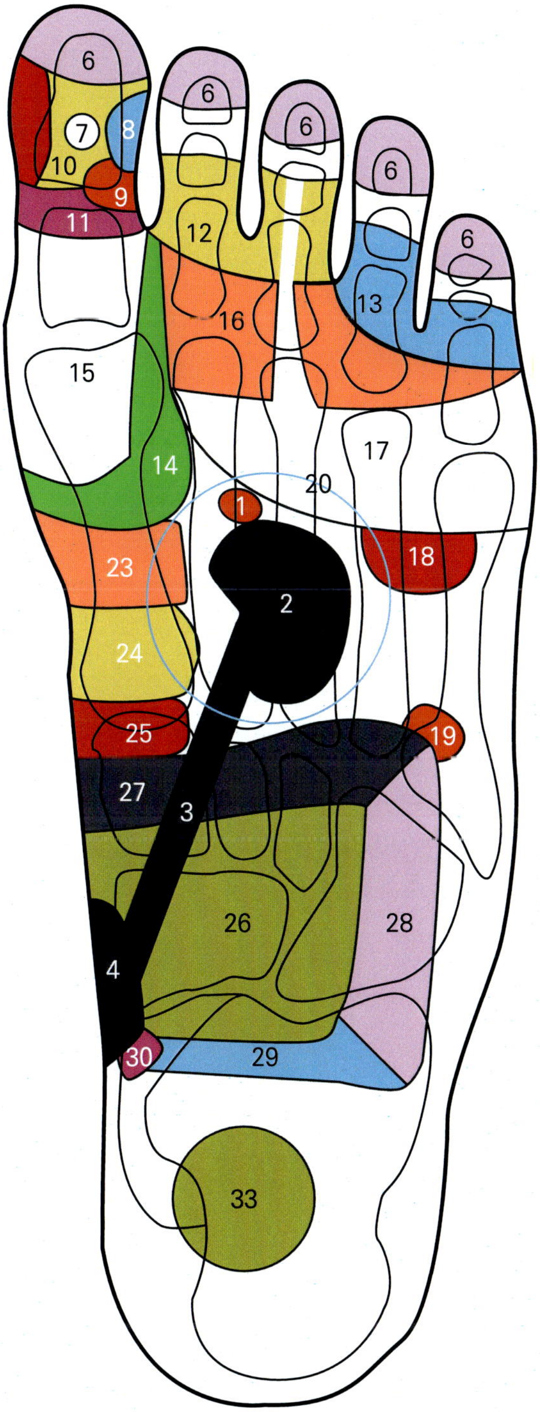

1	부신
2	신장
3	수뇨관
4	방광
5	요도/음도
6	전두동
7	뇌하수체
8	삼차신경
9	소뇌
10	대뇌
11	목
12	눈
13	귀
14	갑상선
15	부갑상선
16	승모근
17	폐/기관지
18	심장
19	비장
20	복강신경총
23	위장
24	췌장
25	십이지장
26	소장
27	횡행결장
28	하행결장
29	직장
30	항문
33	생식선(난소, 고환)

3. 이혈건강법과 함께하는 발등 반사구

43	상반신 임파선
44	하반신 임파선
45	서혜부
46	코
47	위턱
48	아래턱
49	편도선
50	흉부 임파선
51	성대/인후/기관
52	흉부(가슴, 유방)
53	평형기관
54	견갑골근
55	횡격막
56	늑골근

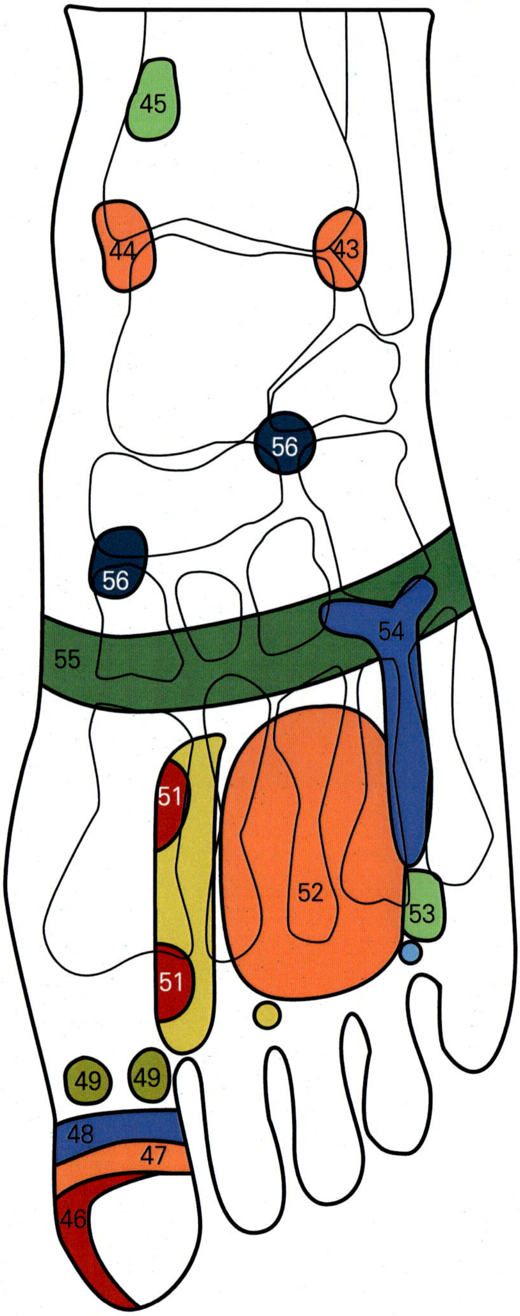

4. 이혈건강법과 함께하는 발 안쪽, 바깥쪽 반사구

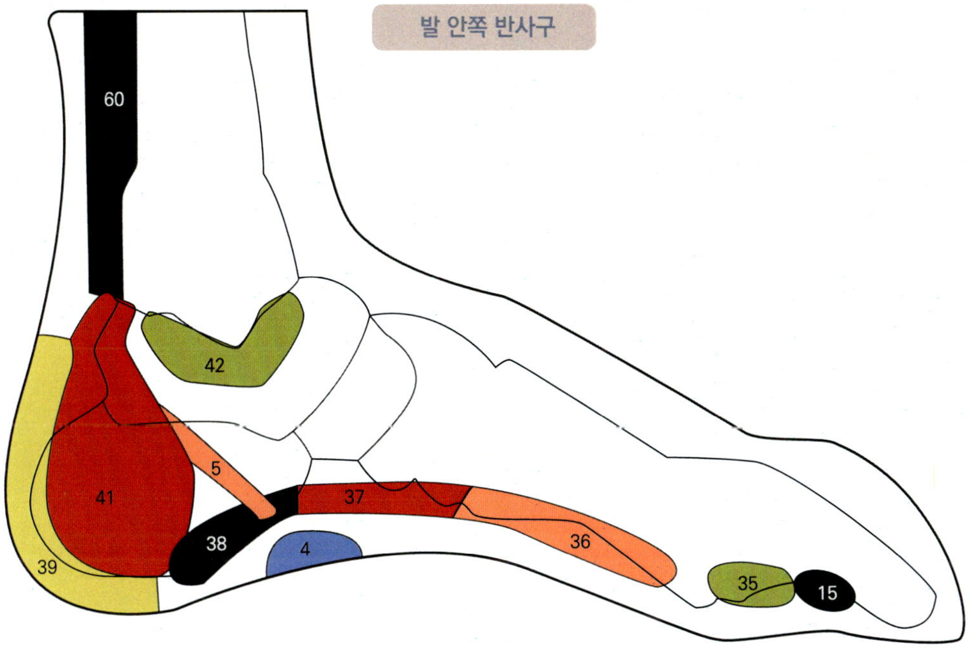

35	경추	38	선골/미골	42	고관절
36	흉추	39	내미골	60	대퇴신경
37	요추	41	생식기(자궁전립선)		

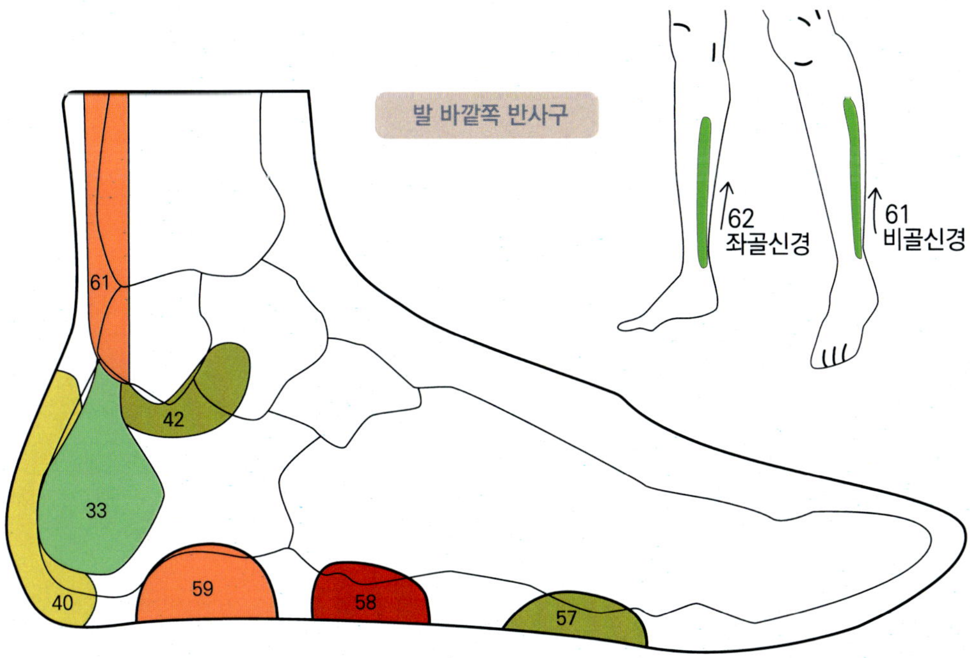

33	생식선(난소, 고환)	57	어깨관절	59	무릎관절(슬관절)
40	외미골	58	팔꿈치관절 (주관절)	61	비골신경
42	고관절				

귀 마사지 건강 스위치

초판 1쇄 인쇄 2026년 1월 10일
초판 1쇄 발행 2026년 1월 20일

글 김영숙

발행인 윤혜영
편집 디자인 김영빈
레이아웃 김효선
표지 디자인 안토그래픽

펴낸곳 로앤오더
주 소 서울특별시 성동구 왕십리로8길21-1 2층
전 화 02-6332-1103 | **팩 스** 02-6332-1104
이메일 lawnorder21@naver.com
블로그 blog.naver.com/lawnorder21

가 격 25,000원

담아는 로앤오더의 출판 브랜드입니다